DE LA RÉSECTION

SOUS-CAPSULO-PÉRIOSTÉE

DE

L'ARTICULATION DU COUDE

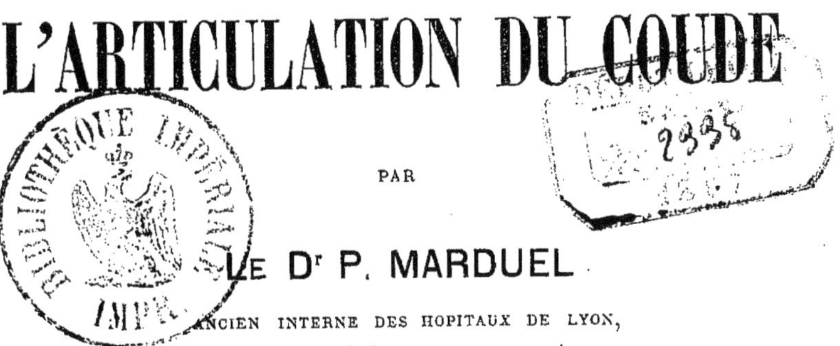

PAR

LE Dr P. MARDUEL

ANCIEN INTERNE DES HOPITAUX DE LYON,
MEMBRE-ADJOINT DE LA SOCIÉTÉ DES SCIENCES MÉDICALES DE LYON.

PARIS
VICTOR MASSON ET FILS,
PLACE DE L'ÉCOLE-DE-MÉDECINE.

1867

L'application de la méthode sous-périostée aux résections articulaires en général, et en particulier à la résection du coude, est de date toute récente. Depuis quelques années, cette question a soulevé à plusieurs reprises des discussions animées et intéressantes; aujourd'hui encore bon nombre de chirurgiens refusent d'accorder à cette méthode les avantages que lui proclament ses défenseurs; quelques-uns même vont jusqu'à nier la possibilité de son exécution.

Témoin d'un certain nombre de résections sous-périostées du coude pendant notre internat dans les hôpitaux de Lyon, nous avons pu voir les beaux résultats donnés par l'emploi de la nouvelle méthode, et nous avons cru devoir réunir dans ce travail et les faits qu'il nous avait été donné d'observer à Lyon et les opérations de cette nature pratiquées à Paris.

Démontrer la supériorité de la méthode sous-capsulo-périostée au point de vue du manuel opératoire; faire voir la possibilité et la facilité de son exécution; étudier et commenter les faits pour montrer la différence qui sépare les résultats obtenus par la résection sous-périostée de ceux que donne la résection simple, et la supériorité incontestable de la première à cet autre point de vue, tel a été notre but.

Guidé dans le choix de ce sujet par notre maître, M. Ollier, nous l'avons été aussi par lui dans l'étude que nous en avons faite; et en remerciant ici des bienveillants conseils qu'ils nous a donnés le chirurgien en chef de l'Hôtel-Dieu de Lyon, nous ne faisons que remplir un devoir. Le chapitre sur la résection du coude, que contient son récent ouvrage, nous traçait la route à suivre. Aux faits publiés là par M. Ollier, nous avons pu en joindre d'autres, dont cinq encore inédits, et à ce qu'il a écrit dans son livre nous avons pu ajouter sur plusieurs points des développements plus étendus. C'est ainsi que nous avons insisté sur ce qui s'est fait en Allemagne dans ces dernières années, sur la disposition de la gaîne périostéo-capsulaire, sur certains points du manuel opératoire et les soins consécutifs à l'opération, sur le retour des mouvements dans l'articulation nouvelle. D'un autre côté, nous avons passé rapidement sur les indications et les contre-indications, sur la mortalité, questions qui nous auraient fait sortir de notre cadre pour nous rejeter dans celui d'une étude de la résection du coude en général.

En somme, nous avons étudié la résection du coude, en nous arrêtant spécialement à un côté de la question, l'application de la méthode sous-périostée à cette opération. Mais nous espérons que les résultats obtenus jusqu'ici feront étendre cette application, et le côté de la question que nous avons envisagé deviendra, nous osons le croire, la question tout entière.

Nous prions M. le professeur Broca d'agréer tous nos remerciments pour la bienveillance qu'il nous a témoignée.

Nous remercions MM. Gayet, Dron et Laroyenne de l'obligeance avec laquelle ils nous ont communiqué leurs observations et nous ont permis de constater les résultats obtenus chez leurs opérés.

Enfin nous ne saurions terminer sans remercier tous nos maîtres dans les hôpitaux de Lyon pour les bienveillants et utiles conseils qu'ils nous ont donnés dans tout le cours de nos études médicales.

DE LA RÉSECTION

SOUS-CAPSULO-PÉRIOSTÉE

DE

L'ARTICULATION DU COUDE

CHAPITRE PREMIER.

HISTORIQUE.

Comme celles de toutes les résections articulaires, l'histoire de la résection du coude est entièrement moderne, et il suffit de remonter aux dernières années du XVIIIe siècle pour en retrouver l'origine. Précédée dans la pratique par la résection de l'épaule et celle du genou, la résection du coude, comme opération réglée ayant son manuel et ses indications, a pour fondateurs un Français et un Anglais, Moreau et Park.

Si le chirurgien anglais fut le premier à essayer et à régulariser cette opération sur le cadavre, Moreau conserve la priorité comme exécution sur le vivant. On ne saurait le dépouiller de cet honneur en faveur de Wainman; on sait en effet que celui-ci ne fit que retrancher l'extrémité inférieure d'un humérus faisant saillie à travers une plaie, en somme une luxation du coude compliquée de plaie avec issue de l'os du bras. Il est probable que le même fait avait dû se présenter déjà dans la pratique chirurgicale et que la même conduite avait dû être tenue : extrémité osseuse faisant saillie au dehors après une luxation avec plaie articulaire, réduction impossible, blessé refusant l'amputation comme cela est arrivé à Wainman, et en fin de compte le chirurgien se voyant dans l'obligation de retrancher la portion d'os irréductible. Mais de là à la résection articulaire, telle que l'institua Park pour le coude, telle que l'exécuta Moreau, entreprise non plus pour retrancher une portion d'os saillante en dehors, mais pour enlever trois extrémités osseuses malades, il y a loin, le pas est grand, et ce pas n'a été fait que bien des années après Wainman.

C'est en 1781 que Park écrivit le mémoire traduit dans notre langue par Lassus, en 1784, sous le titre : *Nouvelle méthode de traiter les maladies qui attaquent l'articulation du coude et du genou*. La résection du genou avait déjà été faite en Angleterre par Filkin, de Norwich, en 1761; en 1767, Vigarous, de Montpellier, avait fait la première résection de l'épaule; en 1768, White, de Manchester, pratiquait la seconde. Donc jusqu'à Park, la résection n'avait pas été tentée au coude; la nature plus serrée d'une articulation ginglymoïdale, la possibilité et la simplicité de l'amputation du bras pour les lésions du coude, avaient empêché jusqu'alors de songer à appliquer à l'articulation huméro-cubitale la nouvelle opération faite avec un certain succès au genou et à l'épaule.

En 1781, Park essayait sur le cadavre la résection du coude, et s'arrêtait à une seule incision longitudinale à la partie postérieure de l'articulation; et quelque temps après, la même année, il pratiquait une résection du genou. Ainsi, dans l'espace de quelques mois, il instituait un procédé opératoire pour la résection du coude, sans l'appliquer il est vrai sur le vivant, et remettait en honneur celle du genou, faite pour la première fois par Filkin, vingt ans auparavant, mais non renouvelée depuis ; le fait de Filkin, du reste, n'avait pas été publié. On le voit, la part du chirurgien anglais est assez belle, et l'on n'enlève rien à sa gloire en revendiquant pour Moreau la priorité d'exécution ; disons d'ailleurs que les Anglais le reconnaissent, et que récemment encore, en 1864, M. Fergusson le proclamait dans une leçon faite au Collége royal des chirurgiens de Londres.

Mais si Park avait été le premier à pratiquer sur le cadavre l'opération dont nous nous occupons ici, ce fut Moreau père, de Bar-sur-Ornain, qui pour la première fois la fit sur le vivant, en 1794, sur le nommé Marquoise. Il n'en était pas du reste à son essai en fait de résections articulaires. Le 13 août 1782, il avait pratiqué avec un plein succès une résection tibio-tarsienne ; quatre ans après, en 1786, il enlevait la tête de l'humérus et la cavité glénoïde. A l'occasion de chacune de ces opérations, il avait adressé un mémoire à l'Académie de chirurgie ; mais la docte société rejeta ces deux mémoires sans même les discuter sérieusement, et les deux observations de Moreau ne furent pas publiées, pour le moment du moins. Sûr d'être dans le vrai, le chirurgien de Bar-sur-Ornain ne se découragea pas et continua ses tentatives ; en 1789, il envoya à l'Académie de chirurgie un nouveau mémoire intitulé : *Mémoire dans le but de faire connaître une nouvelle manière de détruire les caries, et de démontrer l'insuffisance et le danger des moyens employés jusqu'alors.* Le troisième travail eut à peu près le même sort que ses aînés, ou pour mieux dire il fut plus maltraité encore; on mit en doute la véracité de l'auteur, on nia les faits avancés par lui, ses observations furent à peu près considérées comme fausses, et en somme le mémoire de 1789 fut, comme les précédents, écarté par l'Académie de chirurgie. En 1792, Moreau faisait une résection du genou, et enfin en 1794, comme nous le disions tout à l'heure, il pratiquait la première résection du coude, employant un procédé assez différent de celui que Park avait imaginé; il substituait trois incisions, dont la combinaison donnait un H, à l'incision verticale unique du chirurgien anglais.

Ni Park ni Moreau ne rencontrèrent immédiatement et facilement des imitateurs; l'un et l'autre furent peu ou pas écoutés par leurs compatriotes. Pourtant Moreau eut la bonne fortune de pouvoir pratiquer quelques résections articulaires en présence de Percy et de plusieurs autres chirurgiens militaires, et la résection du coude, si mal accueillie à sa naissance par la compagnie savante qui faisait pour ainsi dire la loi à cette époque, fut bientôt, grâce surtout à Percy et à Larrey, introduite dans la chirurgie d'armée, en même temps que la résection de l'épaule.

En 1803, Moreau fils prenait pour sujet de thèse inaugurale : *Observations pratiques relatives à la résection des articulations affectées de carie.* Il donnait là de nouveaux faits, et, pour ne nous occuper que du coude, trois observations fort intéressantes; il faisait par là connaître des succès réels, les trois opérés avaient recouvré en assez grande partie les fonctions du membre ; il étudiait avec soin les nouvelles fonctions du coude, et les conditions dans lesquelles avaient à se faire le retour et l'exercice des mouvements. Et pourtant Moreau lui-même, tout en se plaignant amèrement du dédain de l'Académie de chirurgie pour les travaux de son père, n'encourage que médiocrement aux résections articulaires, et fait un tableau un peu effrayant, on pourrait dire un peu chargé, des difficultés de l'opération, du sang-froid et de l'audace qu'elle réclame de la part du chirurgien, de la plaie qu'elle laisse, etc. En 1812, dans sa thèse d'agrégation, Roux était tout aussi peu rassurant; mais il n'allait pas tarder heureusement à revenir de ses terreurs premières pour se lancer hardiment dans la voie nouvelle des résections articulaires.

En 1816, Moreau fils reparaît dans la lutte avec un mémoire intitulé *Essai sur l'emploi de la résection dos os dans le traitement de plusieurs articulations affectées de carie* (in-8, Paris, 1816). Dans ce travail fort intéressant à consulter, et qui n'est pour ainsi dire qu'une nouvelle édition amplifiée et un peu modifiée de sa thèse inaugurale, Moreau revendique une fois encore pour son père la priorité dans l'exécution sur le vivant, s'étend de nouveau sur les avantages de l'opération, et donne deux observations nouvelles ajoutées aux trois qu'il avait publiées en 1803; puis il étudie assez longuement les nouveaux rapports des os, le retour des mouvements, insiste sur la passiveté de l'extension et les suites de la section du nerf cubital.

En somme, jusque-là, la résection du coude n'était pas adoptée, et le nombre des opérations faites n'était pas grand. Les deux Moreau en avaient pratiqué une demi-douzaine, quelques autres s'étaient faites en Angleterre; mais le nombre en était encore moins grand, et enfin, à ces faits assez rares, s'étaient joints quelques cas de Percy et de Larrey. La résection de l'épaule était déjà pleinement passée et acceptée dans la pratique chirurgicale, celle du coude y faisait à grand'peine une timide entrée.

Mais, à partir de 1819, l'essor était donné et s'étendait surtout autour de nous, en Angleterre et en Allemagne. Dès cette même année pourtant, en France, Roux et Dupuytren avaient fait chacun une résection du coude; ils ne tardèrent pas l'un et l'autre à modifier les procédés employés jusqu'à eux, Dupuytren en restaurant la section préalable de l'olécrâne déjà proposée par Park, Roux en apportant au manuel opératoire des changements plus réels et plus utiles et qui devaient rester dans la pratique chirurgicale. Parmi les chirurgiens d'Outre-Manche, Syme s'était fait le champion de la résection du coude; on pourrait même dire qu'il l'avait ressuscitée et tirée de l'oubli où elle était entièrement tombée depuis le commencement du siècle; cela est si vrai que, dans un ouvrage publié en 1831, *Traité de l'excision des articulations malades*, le chirurgien d'Édimbourg disait, avec sa teinte ordinaire de rudesse : « Quand on considère la grande fréquence de la carie du coude, et la grave opération à laquelle on a communément recours contre cette affection, c'est à-dire l'amputation du bras, on trouve très-extraordinaire l'*apathie* du corps médical en présence de ces faits. Dans le siècle présent, qui a pourtant vu faire à la chirurgie tant de pas dans la voie du progrès, on a à peine accordé un peu d'attention à ce sujet, et je ne sache pas, en vérité, que les annales de notre profession contiennent *un seul cas de résection du coude faite dans la Grande-Bretagne*, avant ceux que je rapporte plus loin. (p. 65) »

Dans ce livre, Syme consacre un important chapitre à la résection du coude; il en donne quatorze observations personnelles (opérations faites de 1828 à 1830), et il rapporte un curieux cas d'autopsie, un certain temps après l'opération, un des rares faits de ce genre, et sur lequel nous aurons occasion de revenir ailleurs. En même temps que lui, bientôt Liston contribuait à étendre, à vulgariser cette excellente opération. En Allemagne, Textor et Jæger, le premier surtout, adoptaient cette conduite et obtenaient bon nombre de succès.

En 1843, un élève de Roux, M. Thore, prenait la résection du coude pour sujet de dissertation inaugurale; dans cet excellent travail, il faisait connaître le nouveau procédé employé par Roux, un autre récemment imaginé par lui-même; il discutait la gravité relative de la résection du coude et de l'amputation du bras en s'appuyant sur des chiffres déjà assez imposants, car il avait pu réunir pour cette statistique 102 cas de résection; il concluait enfin à une mortalité moitié moindre dans celle-ci que dans l'amputation, et donnait neuf observations nouvelles (Thore, thèse de Paris, 1843).

Jusqu'à présent, on le voit, si la résection du coude trace sa voie et s'introduit définitivement dans la pratique après de longues résistances, il n'a été nullement question d'un pas de plus en avant, celui qui consiste à conserver le périoste pour obtenir une reproduction de l'articulation enlevée. Nous avons pu dire, en commençant, que l'histoire de la résection du coude était toute moderne, nous pouvons ajouter que l'histoire de la résection sous-périostée, ou sous-capsulo-périostée, de cette articulation est entièrement contemporaine. C'est de 1837 à 1840 que l'on peut placer le moment de l'apparition de ce nouvel élément dans la question qui nous occupe. Un fait de Karawajew, ne s'y rattachant qu'indirectement puisqu'il s'agit d'une résection de côte, les remarquables expériences de Heine en Allemagne, de Syme à Édimbourg, vinrent éveiller l'attention des chirurgiens sur ce sujet.

Les expériences de Heine sur les résections avec conservation du périoste lui donnèrent de beaux résultats; on trouve relatées un certain nombre de ces expériences dans la *Gazette médicale de Paris* (année 1837, p. 388). Deux ans après, Karawajew, médecin de l'hôpital de la marine, à Kronstadt, faisait, en février 1839, la résection sous-périostée de 3 centimètres de la neuvième côte du côté gauche, sur un homme de 32 ans; en décembre 1840, son opéré mourait, succombant aux progrès d'un mal vertébral de Pott, à l'ouverture d'un abcès par congestion à la partie supérieure de la cuisse. L'autopsie, montra pour la côte réséquée, le résultat suivant : « A la neuvième côte, sur laquelle on avait pratiqué la résection, on vit une lame d'os, de l'épaisseur de 2 millimètres, passant d'une extrémité à l'autre, le long du périoste postérieur (profond), qui avait été ménagé » (*Gaz. méd. de Paris*, 1841, p. 189). Ce fait et les expériences de Heine (de Wurzbourg) frappèrent suffisamment Textor, pour qu'il fît à son tour une résection sous-périostée de côte; le chirurgien qui vulgarisait en Allemagne la résection du coude songeait-il à conserver le périoste dans les résections articulaires? On ne le sait. Il en est de même de Syme, qui, après avoir fait en 1842 des expériences sur des chiens, démontrant la régénération des os par le périoste, n'indique pas dans ses relations de résection du coude, s'il a ou non conservé cet agent de réparation.

A la même époque, chez nous, M. Flourens commençait ses études sur la question. Mais pendant tout ce temps le périoste n'avait joué un rôle qu'au point de vue expérimental, sauf les résections sous-périostées de côtes de Karawajew et de Textor, et un cas de Rklitsky, de Saint-Pétersbourg (ablation d'un radius carié, reproduction); en tout cas, il n'en jouait aucun dans les résections articulaires, et il en fut de même pendant longtemps encore.

Cependant la résection du coude continuait autour de nous son évolution; en Angleterre et en Allemagne, on la pratiquait nombre de fois. Dans la Grande-Bretagne, c'est dans les hôpitaux qu'on la fit, et les chirurgiens de Londres, de Dublin, d'Édimbourg, marchaient sur les traces de Syme. En Allemagne, la première guerre du Schleswig fournissait aux chirurgiens allemands, en leur donnant de nombreux cas de traumatismes de l'articulation du coude, l'occasion d'en faire la résection, en proportion bien plus considérable qu'on ne l'avait pu jusqu'alors; la relation chirurgicale de cette guerre, publiée par Esmarch (Ueber Resectionen und Schusswunden. Kiel, 1851), rapportait 40 cas de résection du coude, nombre, comme on le voit, assez important, et permettant de se rendre, sous un nouvel aspect, un compte assez exact de la gravité de l'opération, des résultats qu'elle peut donner, et de la comparer, plus complétement qu'on ne l'avait pu faire encore, avec l'amputation du bras. Peu de temps avant cette guerre, Ried (*Traité des résections;* Nuremberg, 1847); plus tard, Steinlin (thèse, *Sur les résections articulaires;* Zurich, 1849) avait insisté sur les avantages de la conservation du périoste dans ces opérations.

Puis vint la guerre de Crimée, qui donna une nouvelle occasion de pratiquer des résections du coude, opérations qui, il faut le dire, furent faites là sur une échelle bien plus restreinte que dans la guerre du Schleswig, dix-sept fois seulement. Mais, pendant ce temps, paraissaient deux publications importantes, qui venaient renouer la chaîne, un moment interrompue, des travaux sur les résections sous-périostées.

En 1853, 1854 et 1855, M. Broca donnait, dans les *Archives générales de médecine*, la traduction d'un ouvrage publié par Albrecht Wagner, à Berlin, en 1853, sous le titre de : *Ueber den Heilungsprocess nach Resection und Extirpation der Knochen*, *Du travail réparateur qui se produit après la résection et l'extirpation des os*. Les conclusions de l'auteur allemand sont on ne peut plus favorables à l'opinion qui fait du périoste l'agent essentiel de la régénération des os.

En 1855, Larghi, chirurgien de Verceil, publiait, à Turin, un volume intitulé : *Operazioni sottoperiostee e sottocassulare*. Dans ce livre, l'auteur qui, depuis 1845, s'inspirant des résultats obtenus en France, en Angleterre et en Allemagne, par les expérimentateurs, s'efforçait de les transporter dans la chirurgie humaine, l'auteur indiquait le premier l'introduction comme méthode régulière de la conservation du périoste dans les résections, et y joignait la relation d'un certain nombre de faits très-remarquables de résections sous-périostées dans la continuité des os. Dans une seconde partie de son ouvrage, il abordait les résections articulaires et les voulait sous-capsulaires, c'est-à-dire avec conservation de la capsule en même temps que du périoste; pour ce second ordre de résections, il n'apportait pas de faits cliniques, et traçait seulement les règles à suivre dans cette méthode opératoire, les procédés qu'il avait essayés sur le cadavre, mais non encore appliqués sur le vivant.

Il faut arriver à 1857 pour trouver la première relation de résection du coude faite *intentionnellement* avec conservation du périoste; ce fait est celui que M. Michaux, de Louvain, a publié en 1857, dans la *Gazette médicale de Paris* (p. 212); mais, dans ce fait, le tendon du triceps avait été coupé, le périoste n'avait pas été régulièrement conservé, la capsule pas du tout, de telle sorte qu'en réalité l'honneur de la première application régulière de la méthode sous-périostée aux résections du coude revient à M. Verneuil, qui a pratiqué cette opération à l'hôpital Beaujon en 1859.

Cette résection du coude avait été précédée de remarquables expériences de M. Ollier, démontrant nettement la reproduction des articulations après les résections, faites en conservant le périoste et en même temps que lui tout l'appareil ligamenteux et synovial de l'articulation. Ces travaux expérimentaux, commencés en 1858, M. Ollier les a continués depuis lors sans cesse, et en a fait le sujet d'une série de travaux communiqués à l'Académie des sciences, à l'Académie de médecine, ou insérés dans différents journaux.

Malgré les expériences si concluantes de M. Ollier, malgré le fait assez probant et certainement encourageant de M. Verneuil, les résections sous-capsulo-périostées du coude ne se faisaient pas. On continuait à employer l'ancienne méthode, et bien que les résections du coude fussent pratiquées en plus grand nombre, à Paris du moins où M. Painetvin a pu en réunir vingt cas dans une période de trois ans, du 10 avril 1861 au 30 avril 1864, tandis que M. Trélat n'avait trouvé que le même nombre dans la période décennale de 1851 à 1861 (dans les hôpitaux de Paris, bien entendu), la méthode sous-capsulo-périostée était entièrement délaissée. En Allemagne, M. Paul Dürr (dissert. inaug., *De la Résection de l'articulation du coude;* Tubingue, 1861) ne parle pas du périoste; le traité des résections de O. Heyfelder, traduit par Bœckel, et qui porte la date de 1863, ne mentionne même pas la conservation du périoste, ne fût-ce que pour l'apprécier. En 1862, dans un remarquable rapport lu à la Société de chirurgie, à l'occasion d'une observation présentée par M. Lala, de Rodez, M. Trélat donnait sur certains points, pour le manuel opératoire, la préférence à la méthode qui consiste à cheminer entre le périoste et l'os. Mais, en 1865, M. Painetvin, dans sa thèse inaugurale, niait complétement les avantages de la conservation du périoste. (Thèses de Paris, 1865, *De la Résection du coude.*)

Il faut arriver au mois de novembre 1863 pour retrouver l'application de la méthode sous-capsulo-périostée aux résections du coude. A partir de ce moment, M. Ollier a fait, jusqu'à ces derniers temps, 8 fois cette opération; plusieurs de ses collègues, dans les hôpitaux de Lyon, ont suivi son exemple, en sorte que, du 23 novembre 1863 au 17 septembre 1866, en moins de trois ans, la résection sous-capsulo-périostée du coude a été pratiquée 12 fois à Lyon, 11 fois à l'Hôtel-Dieu, une fois à l'Antiquaille, soit par M. Ollier, soit par MM. Gayet, Dron et Laroyenne.

L'année dernière, notre collègue dans l'internat de Lyon, M. Bonnesœur, rapportait une des résections du coude faites par M. Ollier, dans son excellente thèse inaugurale. (*Quelques mots sur les résections sous-périostées;* Paris, 1866.)

Les travaux expérimentaux de M. Ollier, traduits et publiés dans les journaux allemands, ne tardèrent pas à faire naître aussi dans ce pays l'application de la méthode nouvelle. Dès 1862, Langenbeck faisait la résection du coude en conservant le périoste. La seconde guerre du Schleswig vint fournir de nouvelles occasions aux chirurgiens allemands, et, dans sa relation publiée en 1864 (*Aus dem feldarztlichen Berichte über die Verwundetenin Schleswig*, in *Archiv für Klin. chir.*, 1864, p. 541), Neudorfer rapporte six cas de résections sous-périostées du coude. Enfin, cette opération a fait sa rentrée à Paris, d'où elle était partie en 1859; en septembre dernier, M. Broca la pratiquait à l'hôpital Saint-Antoine, sur une femme dont nous donnerons plus loin l'histoire.

Ajoutons, pour être complet, que l'année dernière une discussion s'engagea à la Société de chirurgie, à la suite de la présentation par M. Ollier d'un de ses opérés; qu'une nouvelle discussion y a été rallumée à la fin de décembre 1866, par une lettre de M. Sédillot, qui a provoqué l'envoi de l'observation de M. Laroyenne.

Nous sommes heureux d'avoir à citer, pour terminer cet historique, la publication récente du magnifique ouvrage de notre maître, M. Ollier. Le *Traité expérimental et clinique de la régénération des os* donne, dans un premier volume, une série d'expériences démontrant jusqu'à l'évidence et la reproduction des os par le périoste, et la reproduction des articulations par les gaînes périostéo-capsulaires ; dans une seconde partie, des faits cliniques nombreux viennent se grouper pour montrer que ce que l'expérimentation a donné chez les animaux, la chirurgie peut aussi l'obtenir chez l'homme.

CHAPITRE II.

MÉTHODES ET PROCÉDÉS OPÉRATOIRES.

Les méthodes de résection articulaire sont au nombre de deux :

La méthode simple, qui consiste à tout enlever, os, périoste, capsule ;

La méthode sous-capsulo-périostée, par laquelle on décortique les os ; on les retire de la gaîne capsulo-périostale, laissant dans la plaie opératoire les éléments d'une réparation.

Pour ce qui a trait à l'articulation du coude, chacune de ces méthodes, ou du moins la première, comprend un grand nombre de procédés, et l'on pourrait presque dire que chacun des chirurgiens qui a pratiqué cette opération a voulu attacher son nom à un procédé particulier. Nous allons examiner successivement ces deux méthodes au point de vue opératoire.

I. — *Résection simple.*

Dans cette méthode, on découvre plus ou moins largement les extrémités articulaires que l'on veut retrancher, et on les enlève avec le périoste qui les recouvre, sans s'inquiéter de ménager ce dernier, disons même en se gardant bien de le laisser dans la plaie opératoire. Deux choses ont surtout préoccupé les chirurgiens dans le manuel de cette méthode : 1° découvrir le mieux possible, et avec le moins de dégât possible aux parties molles, les extrémités osseuses malades ;

2° ménager le nerf cubital, qui est longtemps demeuré une sorte d'épouvantail pour beaucoup d'opérateurs, tandis que d'autres, bien peu nombreux, se préoccu paient modérément de sa section, et ne cherchaient nullement à l'éviter.

Au début, deux procédés se trouvèrent pendant long temps en présence : celui de Park et celui de Moreau. A ces deux procédés originels, consistant l'un en un seule incision médiane, ou deux incisions en croix, l'au tre en trois incisions formant un H, ne tardèrent pas s'en joindre de nombreux autres, ajoutant ou retran chant une incision à Park ou à Moreau; qui transpor tant en dehors l'incision unique du chirurgien anglai (Chassaignac), qui la reportant en dedans pour décou vrir dès le début, et protéger plus sûrement le ner cubital (Langenbeck, dans la première guerre du Schles wig); les uns supprimant une des incisions de Morea pour transformer le H en un T à branche verticale ex terne pour celui-ci (Roux), médiane pour celui-là (Thore) interne pour d'autres (Jæger, Liston); M. Nélaton mo difiant encore, diminuant de nouveau pour transforme le T en L; sans parler enfin d'une incision en V, qui été aussi proposée par Textor.

Quoi qu'il en soit de ces nombreux procédés, leur différences ne portent guère que sur la forme de l'in cision extérieure, que les uns veulent large et commode pour découvrir tout à leur aise les portions osseuses retrancher, que les autres veulent le plus réduite pos sible pour ne pas avoir à la partie postérieure du mem bre une énorme ouverture. Mais à tous on peut adresse le même reproche, mérité, il est vrai, à des degrés dif férents pour chacun d'eux, le reproche de ne pas mé nager suffisamment les parties molles; et quand nous disons parties molles, nous entendons les muscles, dont l'intégrité importe au moins autant, nous pourrions dire bien davantage, que celle du nerf cubital, à l'exercice régulier et utile des fonctions à venir de la nouvelle articulation. Tout pour le nerf cubital, rien pour les muscles, telle serait la formule inspiratrice de la plupart de ces procédés, formule qu'il serait, selon nous, bien plus juste de renverser. On a déjà dit, et nous espérons montrer une fois encore, que la section du nerf cubital n'est pas d'une immense importance, et nous croyons que la section des muscles, leur division, la destruction de leurs attaches, en ont une très-grande au point de vue des fonctions de l'articulation nouvelle.

Si les différences qui séparent les divers procédés de résection simple sont légères, au moins comme résultat, en ce qui concerne l'incision des parties molles, il y en a de plus radicales entre les modes d'ablation des os. Sur ce nouveau terrain deux manières de procéder sont en présence : désarticulez avant de scier, disent les uns; sciez sans désarticuler, disent les autres. On pourrait ajouter : sciez en partie et désarticulez ensuite; car on sait que Park sciait originairement l'olécrâne avant de désarticuler, et cette conduite a été depuis imitée par plusieurs opérateurs, notamment par Dupuytren.

M. Chassaignac, dans une communication faite à la Société de chirurgie (*Bulletin*, tom. Ier, p. 476), a proposé de faire la section des os avant de les désarticuler, en commençant par le radius, passant ensuite à l'humérus, qu'il dénudait, puis sciait, enfin désarticulait, finissant par le cubitus. On a adressé à cette manière de faire des reproches assez fondés, et ces reproches subsistent encore tout entiers : en procédant ainsi, dit-on alors dans la discussion qui eut lieu à ce sujet à la Société de chirurgie, on peut scier trop haut ou trop bas, ne sachant pas, avant de désarticuler, quelles sont au juste les limites dans lesquelles l'os est altéré, et l'on est exposé à enlever une partie assez considérable de l'humérus, quand il aurait peut-être suffi de retrancher les surfaces articulaires ; ou à n'enlever qu'une portion de l'os malade, et à se trouver alors obligé de compléter l'opération par une nouvelle section portant plus avant. Ce reproche est de nouveau formulé par M. Trélat, dans son rapport de 1862.

En passant sur le procédé qui consiste à scier préalablement l'olécrâne, soit qu'on veuille l'enlever ensuite, mais se donner d'abord du jour, soit qu'on veuille le conserver comme attache du triceps (et nous y reviendrons plus loin), nous arrivons aux procédés de désarticulation préalable. Dans tous, c'est par la partie externe que l'on commence la désarticulation : et cela, parce que le ligament latéral externe est plus accessible et plus facile à sectionner que l'interne, qu'une fois ce ligament coupé, l'articulation s'ouvre assez largement pour rendre plus facile la luxation, et parce qu'enfin, de ce côté, on n'a pas à ménager, comme en dedans, un nerf logé dans une gouttière ostéo-fibreuse, et dont on redoute la section.

Ainsi, pour l'ablation des extrémités osseuses, deux manières de procéder : section préalable des os avant leur désarticutation, désarticulation d'abord avant d'en venir à la section ; ce second mode d'opérer, bien supérieur au premier, a été du reste préféré par le plus grand nombre.

Pour ce qui est du jugement à porter sur les procédés employés pour les incisions extérieures, voici ce que nous en croyons pouvoir dire : ces procédés se divisent en ceux qui consistent en une seule incision, ceux qui en demandent trois, ceux qui n'en veulent que deux.

1° *Procédés à une seule incision.* — Nous avons vu que Park la faisait médiane, Langenbeck interne, M. Chassaignac externe. Latérale et rectiligne, comme le veulent ces deux derniers chirurgiens, elle intéresse des insertions musculaires, et interne, elle est peu commode pour la désarticulation ; médiane, elle porte sur le tendon du triceps, qui est un obstacle et qui se trouve de plus intéressé davantage dans sa continuité. On verra pourtant tout à l'heure que nous adoptons une seule incision, mais dont la direction n'est pas unique, mais brisée en deux points, permettant par là de suivre les insertions musculaires et d'ouvrir largement l'article.

2° *Procédés à trois incisions.* — Il n'y en a à proprement parler qu'un seul, c'est celui de Moreau; il a l'avantage d'être le plus commode. en ce qu'il donne beaucoup de jour et permet de découvrir largement les extrémités osseuses à retrancher ; mais il a le défaut de donner une plaie très-grande, de sectionner par la branche transversale de l'H le tendon du triceps, et d'intéresser les parties molles dans une étendue plus considérable que les autres. Malgré ces inconvénients, c'est bien celui qui a été le plus employé, et c'est celui que Syme a adopté dans toutes ses résections du coude.

3° *Procédés à deux incisions.* — Nous avons vu qu'ils sont assez nombreux. Le T renversé de Roux, de M. Thore, de Jæger et de Liston, donne un jour suffisant pour une désarticulation facile, et ne fait pas en même temps un délabrement trop considérable aux parties molles ; de ces trois procédés, c'est assurément à celui de Roux qu'il faut donner la préférence. Dans ce groupe rentre l'incision en V de Textor, la double incision demi-circuaire de Manne, et l'incision en L de M. Nélaton ; celle-ci est très-bonne, en ce sens qu'elle intéresse les parties molles dans une étendue moindre encore, tout en permettant d'ouvrir facilement l'articulation ; mais elle a peut-être les défauts de son étendue restreinte.

Quoi qu'il en soit de tous ces procédés, ce ne sont pas eux que nous rejetons absolument ; ce que nous rejetons, c'est la méthode qui consiste à enlever, en même temps que les os altérés, les agents de réparation qui pourraient donner une articulation nouvelle, à ne conserver nullement les attaches musculaires dont l'intégrité serait pourtant nécessaire. Ces conditions sont réunies dans la méthode que nous allons exposer maintenant, et dont nous espérons démontrer les nombreux et incontestables avantages.

II. *Résection sous-scapulo-périostée.*

Avant de décrire cette méthode opératoire, nous croyons utile de rappeler brièvement les dispositions anatomiques des parties sur lesquelles on a à agir.

Considérations anatomiques. — L'articulation du coude est un ginglyme, et un ginglyme parfait, très-serré, ne permettant des mouvements que dans un seul sens, le sens antéro-postérieur, et ne possédant aucun mouvement de latéralité. Nous allons passer successivement en revue les parties qui entrent dans sa constitution.

1° *Surfaces articulaires.* Les surfaces articulaires présentent une étendue assez considérable.

Sur l'humérus, la partie articulaire se divise assez naturellement en deux portions : une externe, sous forme de tête à grand diamètre vertical, haute de 25 millimètres, large de 20, se terminant brusquement en pointe en bas, sans se prolonger en aucune façon en arrière ; une seconde interne, la trochlée. Cette dernière, destinée à être reçue dans le crochet cubital, présente un aspect et des dimensions variables en avant, en bas et en arrière. En avant, elle a une largeur de 20 à 21 millimètres, elle s'élargit progressivement en descendant, par le déjettement en dehors de son bord externe, jusqu'au point où finit le condyle. A partir de là elle remonte, conservant à peu près les mêmes dimensions, jusqu'à la cavité olécrânienne, et présentant dans toute cette portion élargie une dimension transversale de 30 millimètres. Il suit de là qu'en avant, le condyle et la trochlée ont la même largeur, 20 millimètres, et se divisent également la portion articulaire humérale ; que la trochlée s'élargit à mesure que le condyle diminue, et il diminue jusqu'à disparaître ; qu'en arrière enfin la trochlée reste seule et offre alors 3 centimètres de développement transversal. Pour ce qui est des deux bords de la poulie humérale, l'externe, celui qui la sépare du condyle est le moins saillant ; l'interne est beaucoup plus épais et descend plus bas que l'externe, dont il dépasse le niveau de 3 à 4 millimètres environ.

Les parties dont nous venons de parler, condyle et trochlée, sont recouvertes de cartilages ; mais au-dessus du condyle et de la trochlée en avant, au-dessus de cette dernière en arrière, la synoviale dépasse de 15 à 18 millimètres les surfaces cartilagineuses ; de même, en dehors du condyle sous la partie externe de la capsule fibreuse ; de même et davantage encore en dedans où elle tapisse, sous le ligament latéral interne, toute la face interne de la trochlée sur une hauteur de 1 centimètre environ, surface complétement dépourvue de cartilage.

Nous ne pouvons quitter l'humérus sans ajouter quelques détails sur des parties, non articulaires il est vrai à proprement parler, mais d'un grand intérêt au point de vue de la résection. Ainsi, rappelons que l'épitrochlée fait en dedans une saillie bien plus considérable que celle que fait en dehors l'épicondyle ; qu'à chacune de ces tubérosités s'attachent de forts faisceaux ligamenteux en bas, des fibres tendineuses nombreuses sur toute la surface, de sorte qu'elles sont recouvertes de revêtement fibreux fort épais ; que de chacune d'elles part un des bords latéraux de l'humérus, l'interne plus mousse et disparaissant plus rapidement que l'externe, l'un et l'autre, mais surtout l'externe, donnant attache à des fibres musculaires. Disons enfin que l'humérus, qui a 4 centimètres de largeur au niveau du condyle et de la trochlée, en a 6 au niveau des tubérosités ; de ces 2 centimètres surajoutés, 15 millimètres appartiennent à l'épitrochlée, 5 seulement à l'épicondyle. Puis, au-dessus des tubérosités, le diamètre transversal va diminuant assez vite pour n'avoir plus que 2 centimètres, à 8 centimètres au-dessus de l'interligne articulaire.

Du côté du radius, une tête arrondie portée par un col et creusée en cupule supérieurement pour recevoir le condyle huméral, tête dont le col est tapissé assez bas par la synoviale. Sur le cubitus, outre la petite cavité sigmoïde destinée au radius et creusée sur sa face externe, la grande échancrure sigmoïde, terminée en avant par le bec coronoïdien, en arrière par celui de l'olécrâne, de manière à donner à l'extrémité supérieure du cubitus la forme d'un crochet qui embrasse la poulie humérale. La surface articulaire de cette cavité, rétrécie en avant où elle a 20 à 22 millimètres, atteint sa plus grande largeur à la partie moyenne où elle a 40 millimètres; puis, elle diminue brusquement, présente un rétrécissement au point où commence sa portion verticale ou olécrânienne, et présente ensuite dans le reste de son étendue 30 millimètres environ, comme la trochlée, du reste. Concave d'avant en arrière et de bas en haut, elle est convexe transversalement, et divisée en deux portions à peu près égales par une crête étendue du sommet de l'olécrâne au bec de l'apophyse coronoïde; ces deux becs ne sont séparés l'un de l'autre que par une distance de 16 millimètres, tandis qu'une ligne suivant la crête médiane en a 32, et une autre parcourant le bord interne suivant les insertions de la capsule articulaire en mesure 70. Enfin, le sommet de l'olécrâne dépasse d'une longueur, variable suivant les sujets, mais qui est en moyenne de 3 centimètres, le niveau de l'interligne articulaire.

2° *Moyens d'union.* — Ils sont de deux sortes, ligamenteux et musculaires.

L'appareil ligamenteux fibreux de l'articulation du coude est généralement décrit par les auteurs comme formé de quatre ligaments : un antérieur, un postérieur, deux latéraux. Il serait plus exact, plus conforme à la vérité, et cela a du reste été fait, de le regarder comme une capsule fibreuse complète, présentant sur les côtés des faisceaux de renforcement, et nous croyons qu'il n'est pas plus logique de décrire au coude des ligaments latéraux, antérieur, etc., qu'il ne le serait à l'articulation coxo-fémorale de décrire un ligament antérieur parce qu'il y a en avant de la capsule un faisceau de renforcement (faisceau de Bertin). Il nous semble que l'appareil ligamenteux du coude doit être considéré comme une véritable capsule étendue de l'humérus d'un côté aux deux os de l'avant-bras de l'autre, capsule soulevée en plusieurs points par les saillies osseuses, ne présentant pas une forme orbiculaire aussi régulière qu'à la hanche et surtout qu'à l'épaule, mais un aspect plus irrégulier grâce aux accidents de surface qu'elle a à recouvrir. Son insertion supérieure, humérale, se fait suivant une ligne continue, mais un peu sinueuse, présentant des alternatives d'élévation et d'abaissement par rapport à l'interligne articulaire. C'est à la partie antérieure que ses insertions se font le plus haut; là on voit les trousseaux fibreux qui la composent naître de l'humérus, sur la ligne médiane, jusqu'à 35 millimètres au-dessus de l'interligne articulaire : ajoutons qu'ils sont soulevés jusqu'à ce niveau par la synoviale. Puis la ligne limitante des insertions ligamenteuses va s'abaissant en dedans et en dehors vers les tubérosités humérales, de manière à représenter ainsi en avant une courbe à concavité inférieure, ou un V renversé dont le sommet serait sur la ligne médiane, les extrémités des branches à l'épicondyle et à l'épitrochlée. Si l'on poursuit alors en dedans les insertions de la capsule, on les voit embrasser dans une courbe à concavité supérieure la saillie de l'épitrochlée, abandonnant cette saillie proprement dite aux insertions musculaires pour n'occuper que les bords antérieur et postérieur dont l'ensemble constitue sa base, et aller rejoindre le bord interne de l'excavation olécrânienne. C'est cette partie épitrochléenne de la capsule, assez considérablement renforcée par des trousseaux fibreux, que l'on décrit ordinairement sous le nom de ligament latéral interne, et que l'on divise à son tour en deux ligaments : huméro-coronoïdien et huméro-olécrânien, division moins justifiée encore que celle en ligaments latéraux, antérieur et postérieur. Si l'on passe au côté externe de l'article, on voit la capsule se comporter vis-à-vis de l'épicondyle comme elle le fait en dedans à l'égard de l'épitrochlée; là aussi elle se fixe à la base de la saillie osseuse, abandonnant son corps aux insertions musculaires, pour l'embrasser dans une courbe à concavité supérieure allant gagner en arrière le bord externe de la cavité olécrânienne, après avoir suivi les bords antérieur, inférieur et postérieur de la base de l'épicondyle. Cette partie très-épaissie et renforcée de la capsule constitue le ligament latéral externe des auteurs, qui mériterait bien mieux que l'interne les honneurs d'une division en deux; le partage serait ici bien plus naturel, puisque ses fibres se rendent en partie au ligament annulaire du radius, en partie au cubitus sur une grande étendue. Enfin, à la partie postérieure, la capsule, devenue beaucoup plus mince que dans tout le reste de son étendue, se fixe à tout le pourtour de la cavité olécrânienne, surtout à ses bords interne et externe, n'envoyant que quelques fibres rares à la partie supérieure de cette excavation; ainsi se complète la ligne continue sur laquelle la capsule fibreuse s'insére à l'humérus.

Accompagnons maintenant cette capsule sur les deux os de l'avant-bras; là encore c'est suivant une ligne continue qu'elle prend ses attaches. Si on la suit depuis la partie médiane en avant, on la voit se porter horizontalement, en dedans à la base de l'apophyse coronoïde sous le brachial antérieur, en dehors sur le col du radius ou du moins sur son ligament annulaire. Puis en dedans elle occupe la courbe à concavité supérieure qui limite de ce côté la grande cavité sigmoïde, allant ainsi de la base de l'apophyse coronoïde à la partie supérieure de l'olécrâne. En dehors, elle suit le ligament annulaire, arrive sur le cubitus en descendant un peu, atteint la crête qui constitue à ce niveau le bord interne de cet os, et remonte verticalement le long d'une ligne qui n'est que l'origine de ce bord et la limite externe de la grande cavité sigmoïde, pour aller enfin gagner la partie supérieure de l'olécrâne où nous l'avions laissée tout à l'heure. Là, la capsule fibreuse recouvre la face supérieure de l'olécrâne et se fixe sur la ligne transversale qui sépare la face supérieure de la face postérieure de l'apophyse olécrânienne, immédiatement au-dessous et en avant de l'insertion du tendon du triceps.

Tel est cet appareil ligamenteux. Faisons encore remarquer que sur ces deux lignes d'insertion, à l'humérus en haut, au cubitus et au radius en bas, cette capsule fibreuse se continue avec le périoste de ces trois os, d'où la continuité de la gaîne capsulo-périostique dont nous aurons à parler dans un instant; et que, au niveau des deux tubérosités humérales, ce n'est pas sans difficulté, ni sans intéresser quelques fibres ligamenteuses ou tendineuses que l'on arrive à la séparer par la dissection des tendons qui s'attachent à l'épicondyle et à l'épitrochlée, tendons dont les plus profonds ont des connexions fort intimes avec elle. Enfin la face interne de cet ensemble ligamenteux est tapissée par la synoviale qui présente par conséquent trois prolongements importants : un en avant dans la cavité coronoïdienne, remontant même plus haut, jusqu'à 30 millimètres au-dessus de l'interligne articulaire; un second en arrière dans la cavité olécrânienne, remontant par rapport à l'interligne articulaire à 2 ou 3 millimètres moins haut que le précédent; un troisième en bas, dans l'articulation radio-cubitale supérieure.

Quant aux muscles qui viennent donner leur concours aux ligaments, les renforcer encore, les soutenir, les suppléer presque en certains points, servir en un mot de ligaments actifs surajoutés aux trousseaux fibreux déjà décrits, on les trouve groupés tout au pourtour de l'articulation qu'ils protégent admirablement. En dedans et en dehors, les plus profonds de ceux qui forment les groupes épicondylien et épitrochléen recouvrent en y adhérant les parties latérales, singulièrement renforcées déjà, de la capsule. En avant deux muscles protégent l'article : 1° le biceps, dont le tendon, plongeant entre les deux groupes musculaires interne et externe qui limitent en bas le pli du coude, pour aller atteindre la tubérosité bicipitale, ne recouvre que médiatement la jointure; 2° le brachial antérieur qui, large et épais encore, recouvre à lui seul presque toute la face antérieure de l'articulation, protége ainsi toute la partie antérieure de la capsule, et va s'insérer enfin à la base de l'apophyse coronoïde, au-dessous des insertions capsulaires, sur une ligne oblique de haut en bas et de dedans en dehors. Cette ligne, commençant en dedans à 15 millimètres de l'interligne articulaire, finit en dehors en s'élargissant à 4 centimètres au-dessous de ce même interstice; de telle sorte que l'insertion du brachial antérieur au cubitus se termine au niveau de la ligne horizontale qui passerait par la limite supérieure de l'insertion radiale du biceps. En arrière, la capsule, plus faible que dans le reste de son étendue, est admirablement protégée et renforcée par le triceps qui recouvre là toute la largeur de l'articulation, et a pu être considéré comme le véritable ligament postérieur.

Procédés opératoires.

Les procédés employés pour la résection sous-capsulo-périostée du coude peuvent varier quant au mode d'incision extérieure, et varient en effet légèrement avec les cas. Il est clair que, dans les résections pathologiques, la présence de fistules peut, jusqu'à un certain point, guider le bistouri dans la direction à suivre; que, dans les résections pour cause traumatique, la situation d'une plaie articulaire peut également entrer en ligne de compte pour décider le sens et l'étendue de l'incision. Néanmoins, on a cherché à régulariser le mode opératoire de cette méthode; on a cherché à établir un manuel réglé, remplissant un certain nombre de conditions, obéissant à des lois, qu'il faut suivre toutes les fois que cela est possible, dont il faut se rapprocher autant que faire se peut dans les cas où il y a impossibilité à s'y conformer entièrement.

Déjà, dans son livre, Larghi, établissant un manuel opératoire d'après ses essais sur le cadavre, insistait sur l'avantage d'une incision unique; mais il ne voulait pas ouvrir la capsule par son incision. M. Ollier a maintenant adopté le procédé suivant, basé essentiellement sur ces principes : ne pas intéresser de muscles dans l'incision des parties molles; faire à la gaîne périostéo-capsulaire une seule incision; ménager toutes les insertions musculaires à cette gaîne, en restant tout le temps dans son intérieur. Voici du reste la description de ce procédé, telle que l'auteur l'a donnée dans son récent ouvrage (vol. II, p. 340), et que nous l'avons vu exécuter plusieurs fois.

Procédé applicable aux tumeurs blanches, aux arthrites suppurées et aux lésions traumatiques.

Premier temps. — Incision de la peau et pénétration dans la capsule articulaire. Le sujet étant couché sur le côté opposé, et l'avant-bras étant plié à angle de 130 degrés sur le bras, on fait une incision à la région postérieure et externe, au niveau de l'interstice qui sépare le long supinateur de la portion externe du triceps. On commence cette incision sur le bord externe du bras, à 6 centimètres au-dessus de l'interligne articulaire : on la poursuit en bas jusqu'au niveau de la saillie de l'épicondyle; de là on la dirige obliquement en bas et en dedans jusqu'à l'olécrâne. Le bistouri change de direction et suit le bord postérieur du cubitus, jusqu'à 4 ou 5 centimètres, selon la longueur d'os qu'on pense avoir à réséquer. Tout le long du cubitus, l'incision doit aller jusqu'à l'os (on peut le faire aussi pour la partie supérieure). On divise ensuite, dans la partie supérieure de l'incision, l'aponévrose, pour pénétrer entre le triceps d'une part, et le long supinateur, puis le premier radial de l'autre. On commence la dénudation de l'os, et l'on ouvre largement la capsule articulaire dans le sens de l'incision extérieure. Dans la portion moyenne et oblique, l'incision suit approximativement l'interstice qui existe entre le triceps et l'anconé.

Second temps. — Dénudation de l'olécrâne et renversement du triceps en dedans. On étend un peu l'avant-bras; on fait écarter avec des crochets mousses la lèvre interne de la plaie, et avec le détache-tendon on sépare le tendon du triceps, en ayant bien soin de respecter sa continuité avec le périoste cubital; c'est le point le plus important. On écarte le muscle, ou plutôt le lambeau cutanéo-musculo-périostique, à mesure qu'on le détache, et on le renverse en dedans. On achève de dénuder le pourtour de l'olécrâne, et l'articulation se trouve déjà largement ouverte en arrière.

Troisième temps — Détachement du ligament latéral externe; luxation de l'humérus et complément de la dénudation de l'os. On reprend la dénudation sur le condyle externe de l'humérus; on détache la lèvre externe de la plaie capsulaire, et l'on dépouille ainsi toute la tubérosité externe de l'humérus. Par un effort très-modéré on luxe alors l'humérus en dehors, et son extrémité apparaît avec ses attaches capsulaires et ligamenteuses internes et antérieures, qui, se trouvant renversées de bas en haut par le fait de la luxation de l'humérus, sont successivement détachées avec le détache-tendon: la luxation devient plus complète à mesure qu'on détache ces adhérences.

Quatrième temps. — Section de l'os. On aura soin, avant de sectionner l'os, de compléter la dénudation circulairement sur le point où doit porter la scie. On peut scier l'os de différentes manières; mais, ce qu'il importe de recommander, c'est de ne pas tirailler violemment l'avant-bras ou les lèvres de la plaie, de crainte de voir le périoste se décoller plus haut que le point où doit porter la scie.

Cinquième temps. — Dénudation et section des os de l'avant-bras. On dénude de leur périoste et de leurs attaches ligamenteuses le radius et le cubitus, et on les coupe le plus habituellement avec une cisaille, à cause du ramollissement des os enflammés. On doit commencer généralement par le radius.

Nous ajouterons quelques remarques à cet exposé. Elles porteront sur la hauteur jusqu'à laquelle peut remonter l'incision initiale sur le bord externe de l'humérus, sur la manière dont sont ménagés les muscles, sur les quelques difficultés que l'on peut rencontrer chemin faisant, et certaines précautions à prendre.

Pour ce qui est de la hauteur à laquelle on peut remonter sur le bord externe de l'humérus, elle est indiquée par le passage du nerf radial sur ce bord. Le radial passe toujours assez haut pour permettre à l'incision d'avoir de ce côté-là une longueur bien suffisante; c'est en effet entre 12 et 14 centimètres au-dessus de l'interligne articulaire, jamais plus bas que 11 centimètres.

Du reste, dût-on même remonter plus haut encore, il serait facile en procédant lentement, en incisant couche par couche, de découvrir le radial et de le protéger en l'écartant, avant de conduire l'incision plus profondément.

En haut, l'incision se fait donc suivant un interstice musculaire, le long du bord externe de l'humérus, laissant en avant le long supinateur et le premier radial externe, en arrière la portion externe du tendon du triceps; puis, arrivée à l'épicondyle, elle passe entre le faisceau musculaire épicondylien et le tendon du triceps, suivant à peu près l'interstice qui sépare ce tendon du petit muscle anconé; nous disons à peu près, car il importe médiocrement à la rigueur de ménager complétement ce muscle, et l'incision portât-elle sur lui en intéressant quelques-unes de ses fibres, l'inconvénient en serait en somme assez léger. On passe donc toujours en dehors du tendon du triceps, soit dans la première partie verticale, soit dans la portion moyenne oblique, de l'incision extérieure; on arrive ainsi à la base de l'olécrâne, puis au bord interne du cubitus, et on suit alors ce bord sur une longueur variable d'après l'étendue d'os à retrancher, respectant là encore les muscles et leurs insertions.

Dans le second temps, on rencontre quelquefois de véritables difficultés. La dénudation de l'olécrâne, surtout en ce qui consiste à détacher le tendon du trieeps, est toujours un temps laborieux, du moins sur le cadavre; il faut ici procéder avec lenteur, car un écueil, dans le cas de maladies osseuses, c'est le détachement trop facile, la déchirure du tendon, sa séparation du périoste cubital. Un autre écueil, qu'il faut avoir soin d'éviter dans le quatrième temps, c'est la grande facilité avec laquelle se détache le périoste huméral, une fois qu'on a franchi l'épiphyse; le moindre tiraillement sur le manchon périostal le décolle beaucoup plus haut qu'il n'est nécessaire, et qu'on ne le voudrait.

Quant aux précautions à prendre, il faut toujours, avant de détacher le périoste, les tendons ou les ligaments, avoir incisé avec le bistouri la gaîne périostéo-capsulaire, dans le sens de l'incision des parties molles, et procéder ensuite en détachant l'étui fibreux sur chacune des lèvres de la division. De même, en arrivant au radius, il faut inciser circulairement à la base de sa tête, immédiatement au-dessous de la surface cartilagineuse, puis partant de là détacher le périoste de haut en bas; de même encore pour le cubitus, sur les parties latérales inférieures de la grande cavité sigmoïde. Enfin, quand on scie l'humérus, et l'on emploie ici la scie à chaîne, ou mieux la scie de Mathieu qui laisse une main libre, il faut avoir grand soin de bien protéger la gaîne périostique, ce que l'on fait au moyen de la sonde-rugine passée sous l'os, et servant ainsi de conducteur à la scie qu'elle reçoit dans sa cannelure; même soin à prendre, de protéger le périoste, quand on enlève, au moyen de fortes cisailles, les extrémités supérieures du cubitus et du radius.

Gaîne capsulo-périostique. — Une fois l'opération terminée, on a sous les yeux la gaîne périostéo-capsulaire, fendue suivant sa longueur à la partie postéro-externe, et que l'on voit manifestement formée, en haut par le périoste huméral, en bas par celui des deux os de l'avant-bras, à la partie moyenne par l'appareil ligamenteux de l'articulation tapissé en dedans par la synoviale et renforcé à sa face externe par des insertions tendineuses.

Voici du reste sous quel aspect se montre cette gaîne à laquelle on peut décrire, pour la facilité de l'exposition, une face postérieure, une face antérieure et deux extrémités. Si l'on suit de haut en bas la face postérieure, on rencontre successivement : le périoste qui tapissait la face correspondante de l'humérus, et qui va se confondant en bas, sur la ligne médiane, avec la portion postérieure de la capsule articulaire, en arrivant sur les tubérosités interne et externe de l'humérus, avec les gros trousseaux fibreux qui constituent les insertions humérales de ce qu'on appelle les ligaments latéraux, et celles des muscles épicondyliens et épitrochléens. Sur la ligne médiane on voit, à travers la synoviale, un paquet graisseux qui soulève cette membrane, c'est celui qui était logé dans la cavité olécrânienne. Un peu au-dessous de ce paquet graisseux se présente, continue avec les légaments latéraux et postérieur, la surface d'insertions rugueuses et inégales du tendon du triceps détaché de l'olécrâne; puis, sur les côtés, la face interne des ligaments latéraux; on arrive ainsi à la face profonde du périoste cubital, continu au tendon du triceps sur la ligne médiane, au renforcement latéral interne en dedans, au ligament annulaire en dehors; ce dernier à son tour continu en haut avec la partie externe de la capsule, en bas avec le périoste radial. En sorte que, périoste huméral, ligaments articulaires, tendon du triceps, périoste des os de l'avant-bras, tout cela forme un tout continu, nulle part interrompu.

La face antérieure de cette gaîne offre en haut le périoste huméral correspondant, cachant à peine la face profonde du brachial antérieur; c'est là le point où le périoste est le plus mince, et l'on a une certaine difficulté à ne pas intéresser quelques-unes des fibres profondes du muscle. Plus bas, c'est la face intra-articulaire de la portion antérieure de la capsule, continue par en haut avec le périoste huméral sous le brachial antérieur, par en bas avec le périoste cubital en dedans, avec le ligament annulaire et le périoste radial en dehors; à la partie interne, on voit une loge profonde, formée de tissu fibreux dense, c'est la loge dans laquelle était l'épitrochée. Enfin, le périoste cubital antérieur est continu aux insertions du brachial antérieur, dont on voit le tendon par sa face profonde.

L'extrémité supérieure de la gaîne est occupée par l'humérus dont on a sous les yeux la surface de section; son extrémité inférieure par les surfaces de section des deux os de l'avant-bras.

Nous avons tenu à donner cette description minutieuse, à entrer dans ces détails un peu fatigants, sans craindre de nous exposer à de fréquentes répétitions. Mais on a fait tant de bruit autour de l'impossibilité de l'exécution des résections sous-capsulo-périostées, on a tellement répété que l'on ne pouvait arriver à avoir une gaîne comme on le prétendait, que nous avons tenu à insister sur ce fait de la possibilité, et démontrer par une description peut-être longue et fastidieuse, que l'on nous pardonnera en faveur de l'intention, la réalité de l'existence d'une véritable gaîne.

En résumé, on a une vraie gaîne capsulo-périostale, formant un tout non interrompu, sans solution de continuité; fermée en haut et en bas par des surfaces osseuses, et formée essentiellement de trois portions : deux extrêmes, l'une supérieure, l'autre inférieure, périostiques ; une moyenne, c'est la capsule articulaire, l'appareil ligamenteux de la jointure, revêtu de la synoviale et doublé par les insertions musculaires. Cette gaîne est l'organe de la régénération des os et de l'articulation, c'est un moule tout prêt pour la reconstitution du coude nouveau.

On a adressé aux résections sous-capsulo-périostées en général, et à celle du coude en particulier, au point de vue du manuel opératoire, la seule chose dont nous nous occupions dans ce chapitre, une série d'objections dont nous espérons montrer le peu de fondement. On a accusé ce mode opératoire d'être 1° difficile et compliqué ; 2° long.

1° *Difficile et compliqué.* Pour compliquée, la méthode sous-capsulo-périostée ne l'est assurément pas. Le procédé consiste essentiellement à suivre tout le temps les os, à appuyer tout le temps la rugine sur eux, en détachant tout ce qui adhère à leur surface. On n'a à se préoccuper de rien absolument ; les artères, on n'en intéresse aucune ; le nerf cubital, on n'a nullement à y songer, on n'est même pas exposé à le voir ; les muscles, on n'y touche pas. En un mot, on se tient pendant toute l'opération entre le périoste et l'os ou entre les ligaments et l'os, en somme entre le tissu fibreux périosseux quel qu'il soit et les os eux-mêmes ; et il est impossible, croyons-nous, d'imaginer quelque chose de plus simple, de moins compliqué comme manuel opératoire. Une seule règle : *ne pas quitter l'os un moment.*

Pour difficile, ça ne l'est pas davantage. On a accusé le périoste d'être très-adhérent, fort difficile, sinon impossible, à détacher. En 1864, Holmes affirmait l'impossibilité des résections sous-périostées articulaires (*System of surgery*, vol. III, p. 802). Il n'en est rien. La décortication capsulo-périostale n'offre pas de difficulté sérieuse; elle ne réclame que deux choses : un peu de patience et beaucoup de précautions.

2° *Long*. Ce reproche n'est pas mieux mérité que les précédents; ou si du moins on peut dire que la résection du coude par la méthode sous-capsulo-périostée demande un peu plus de temps que par la méthode ordinaire, nous pourrions répondre que la différence n'est pas très-considérable, et ce serait certainement le cas d'affirmer que le temps ne fait rien à l'affaire. Vaut-il mieux faire une opération en huit ou dix minutes, et avoir des résultats incomplets; ou y consacrer un temps deux ou trois fois plus long et obtenir les beaux résultats donnés par la méthode que nous défendons? Là est la question. Que si l'anesthésie n'était pas inventée, on pourrait peut-être hésiter ; encore ne le croyons-nous pas. Mais aujourd'hui qu'on a le moyen de maintenir dans l'insensibilité complète le patient tout le temps que demande l'opération, est-il permis de faire intervenir comme raison sérieuse la question de durée? Eh! qu'importe une demi-heure quand il s'agit de la reproduction d'une articulation du coude?

Il nous sera facile d'ailleurs de répondre à ces reproches (faits, il faut bien le dire, *a priori*), en consignant ici, et ce que nous avons vu par nous-même en pratiquant l'opération sur le cadavre, et ce qu'il nous a été donné d'observer en assistant à quelques résections du coude sur le vivant.

1° Sur le cadavre, l'opération est en effet un peu longue relativement, et les difficultés que l'on rencontre plus grandes que sur le vivant. Nous avons pratiqué six fois à l'amphithéâtre la résection sous-capsulo-périostée de l'articulation huméro-cubitale, et nous avons pu constater par nous-même ce fait, connu au reste depuis longtemps, à savoir, que le périoste et la capsule articulaires sont d'autant plus faciles à détacher qu'on a affaire à des sujets moins avancés en âge. Chez les jeunes gens, l'opération est aisément et rapidement faite : chez les adultes, elle ne demande ni un temps bien long ni beaucoup de peine ; chez les vieillards, la facilité est un peu moins grande, le périoste est plus mince et plus adhérent, les ligaments plus malaisés à détacher de leurs surfaces d'implantation. Quoi qu'il en soit, s'il nous a fallu quarante-cinq à cinquante minutes pour parachever la résection chez deux sujets, l'un de 50, l'autre de 62 ans, il nous a fallu seulement trente-cinq minutes pour la terminer chez des adultes, et sur un jeune garçon de 14 ans, vingt minutes nous ont suffi pour décortiquer complétement et retrancher les extrémités des trois os du coude. Dans tous les cas nous avons enlevé les os sur une longueur de 10 à 12 centimètres (en les mesurant dans leurs rapports normaux, c'est-à-dire articulés entre eux).

2° Sur le vivant, les difficultés sont bien diminuées ; le périoste est beaucoup moins adhérent, et se détache avec une assez grande facilité, surtout avec des instruments appropriés, comme la sonde-rugine et le détache-tendon de M. Ollier ; les ligaments et les tendons sont eux aussi moins difficiles à séparer des os ; et cela surtout dans les cas de résections pathologiques, où le périoste épaissi et en partie détaché déjà, et les ligaments parfois altérés, offrent des adhérences bien moins considérables aux parties dures sous-jacentes. Dans les observations que nous rapportons plus loin, on pourra voir que l'opération a rarement dépassé une demi-heure, a duré fort souvent moins, et que, dans deux cas, elle n'a pas demandé plus d'un quart d'heure.

Et enfin, nous le répétons de nouveau, exigeât-elle un temps plus considérable encore, cette considération ne doit pas le moins du monde entrer en ligne de compte.

Ainsi donc, la méthode sous-capsulo-périostée ne présente ni grandes difficultés, ni complications véritables. Ajoutons qu'elle a, au point de vue opératoire, le seul qui nous occupe en ce moment, de très-réels et très-grands avantages, qui ont été reconnus et proclamés par plus d'un chirurgien peu partisan de la régénération des os par le périoste. Il me suffirait de citer ici les lignes suivantes tirées du rapport de M. Trélat :

« Au point de vue opératoire, la conservation du perioste a un immense avantage qui se résume en deux idées simples : sécurité absolue dans la manœuvre, diminution considérable dans l'étendue de la plaie. En effet, il est clair que si, dans une résection, votre rugine ne quitte jamais la surface propre de l'os, si le périoste vous sépare comme une barrière de toutes les parties molles, vous ne risquez jamais de toucher aucun organe autre que cet os et ce périoste que vous séparez ; vous faites juste ce qu'il faut et rien que cela. Entre l'arbre et l'écorce il n'y a pas de place. De plus, toute la cavité de la plaie qui représente le moule osseux est sèche, exsangue ; ce n'est pas à vrai dire une surface traumatique, mais le périoste avec ses qualités utiles de résistance physique et vitale ; il n'y a plus de plaie véritable que la trace des incisions premières, et on peut ainsi toucher le terme de l'opération sans avoir fait couler plus de quelques gouttes de sang.

« Je suis tellement convaincu de la supériorité de cette manière d'agir, que je n'ai jamais fait autrement dans toutes les opérations sur le système osseux que j'ai été appelé à pratiquer jusqu'ici, et je n'en ai retiré que des avantages incontestables. »

Ainsi parle M. Trélat, qui n'est pas un croyant de la régénération osseuse par le périoste. S'il nie cette régénération, ou si du moins il en doute encore, on voit qu'au point de vue opératoire il est franchement partisan de la méthode sous-capsulo-périostée. J'en dirai autant de M. Broca qui a pratiqué, dans son service à l'hôpital Saint-Antoine, au mois de septembre dernier, une résection du coude par cette méthode. Pour lui aussi, indépendamment de la régénération qui n'est pas en cause pour le moment et à laquelle il croit du reste, ce manuel opératoire est infiniment plus sûr, permet de ne léser aucun organe important et de laisser une plaie moins grande, en faisant le moins de dégâts possible aux parties molles.

Enfin dès 1862, en Allemagne, un élève de Langenbeck, Hueter disait : « La conservation du périoste est pratiquée maintenant par Langenbeck avec des résultats très-satisfaisants. Après que l'incision longitudinale, correspondant à la limite du tiers interne et du tiers moyen de l'olécrâne, a été conduite à travers le triceps jusqu'au périoste, on fend également celui-ci dans sa longueur et on le détache d'abord de l'olécrâne au moyen de l'élévatoire ou du pied-de-biche. A la pointe de l'olécrâne, on doit terminer le détachement du tendon par quelques coups de bistouri tenu complétement à plat. Ainsi on peut conserver le tendon du triceps uni complétement à l'aponévrose antibrachiale. Dans le dépouillement des épicondyles, dans celui de l'extrémité inférieure de l'humérus, on peut également conserver de très-grands morceaux de périoste. Il est d'importance particulière de détacher de l'apophyse coronoïde le muscle brachial antérieur uni au périoste, de telle manière que la réunion du tendon à l'os soit presque complétement conservée. Dans quelques cas, lorsque le périoste est gonflé, ramolli, on peut retirer les os de toutes les parties molles *aussi facilement que s'ils avaient macéré des semaines entières*. Dans d'autres, la conservation du périoste ne peut se faire qu'en étendue moindre ; dans d'autres, elle n'est pas du tout possible. Cependant on doit donner du poids à cette conservation, *parce que la technique de l'opération devient beaucoup plus simple*, les désagréables blessures des parties molles sont impossibles, la ligature des artères articulaires n'est pas exigée le plus souvent.» (*Canstatt's Jahresbericht*, 1862.) Il passe ensuite à la régénération.

Le procédé que nous avons décrit tout à l'heure n'est pas applicable dans les cas où il y a ankylose ; on ne peut alors en effet luxer l'humérus pour achever sa dénudation. M. Ollier a proposé pour ces cas-là et appliqué une fois (obs. 11) le procédé suivant qu'il décrit ainsi (vol. II, p. 343) :

Procédé applicable aux cas d'ankylose.

« *Premier temps. — Double incision des parties molles et protection du nerf cubital.* — Nous faisons une première incision de 6 centimètres sur le côté externe et postérieur du membre. Une deuxième incision de 3 ou 4 centimètres est faite sur le côté interne, en dedans du nerf cubital, au niveau du bord interne de l'humérus. Cette incision est faite avec précaution, car elle sert à s'assurer du nerf, qu'on met à nu dès qu'on a incisé l'aponévrose. Dès que le nerf est aperçu, on saisit avec un large crochet mousse tous les tissus de la lèvre externe de la plaie, y compris le nerf cubital, qui ne peut plus alors être lésé. On fait l'incision externe de manière qu'elle puisse se prolonger sur l'olécrâne, comme dans le cas précédent, et permettre alors de faire une résection plus étendue.

Second temps. — Section de l'os. — Les lèvres antérieures des deux plaies étant écartées, on passe la scie à lame étroite de Langenbeck, ou une scie d'horloger, sous le triceps, et l'on sectionne l'os d'arrière en avant. Pour ne pas léser les parties molles antérieures, on n'achève pas la section avec la scie ; on laisse une couche mince qu'on fracture.

Dans le cas où il existe des fistules au niveau de l'épitrochlée, on peut se servir de l'une d'elles pour passer la scie, qu'on introduit en rasant l'os; mais, pour peu que la fistule soit sur le trajet du nerf cubital, il faut s'assurer de la situation de ce dernier en agrandissant l'ouverture.

Troisième temps. — Résection d'un seul ou des deux fragments. — Une fois l'os sectionné, on se trouve dans les conditions d'une articulation mobile, et l'on retranche une plus ou moins grande longueur du fragment inférieur ou de chacun des deux fragments, selon l'état des parties osseuses. On détache le triceps pour la section de l'olécrâne. »

Dans le seul cas où nous ayons vu M. Ollier employer ce procédé, il a en outre sacrifié intentionnellement une partie du périoste ; nous y reviendrons.

CHAPITRE III.

SUITES DE L'OPÉRATION; TRAITEMENT CONSÉCUTIF.

Cette partie de notre sujet est un des points les plus importants de la question qui nous occupe. Le résultat que l'on obtiendra à la suite de la résection dépendra beaucoup, en effet, de la direction que l'on donnera au traitement consécutif. Un certain nombre d'insuccès peuvent certainement, croyons-nous, être rapportés à des raisons de cet ordre; la production d'une ankylose, la plus ou moins grande étendue des mouvements, se rattachent en grande partie à la manière dont on s'est comporté pendant la formation de l'articulation nouvelle.

Les soins consécutifs se divisent tout naturellement en ceux qui suivent immédiatement l'opération, le premier pansement, en un mot; et ceux que l'on a à instituer plus tard, pansements subséquents, position à donner au membre, mouvements à imprimer, etc.

I. — *Soins immédiats.*

L'opération terminée, on doit généralement, au moyen de quelques points de suture à la partie supérieure et à la partie inférieure de l'incision, diminuer un peu l'étendue de l'ouverture, si elle est considérable, si l'on ne juge pas nécessaire de la conserver tout entière pour le facile écoulement du pus; puis on introduit entre les lèvres de l'ouverture laissée, dans la gaîne périostéo-capsulaire, doucement et sans pression violente, soit une mèche, soit quelques bourdonnets de charpie, enduits de cérat, et par-dessus un pansement simple.

Ceci fait, il s'agit de mettre le membre opéré dans une situation convenable, et de le maintenir au repos le plus complet. Pour cela, on a imaginé un assez grand nombre de moyens : les uns employant une attelle articulée placée en avant, les autres une gouttière de forme variable, d'autres faisant simplement reposer le membre sur un coussin convenablement disposé. Dans tous les cas de résection du coude, dont nous avons pu être témoin dans les hôpitaux de Lyon, nous avons vu placer, après l'opération, la membrane dans une gouttière. On emploie à cet effet une gouttière en fil de fer, assez malléable pour qu'on puisse à volonté en augmenter ou en diminuer l'angle de flexion, pour qu'on puisse en écarter ou en rapprocher les valves, pour qu'on puisse surtout déprimer sa partie externe au point correspondant au coude, créer à ce niveau comme une échancrure, de manière à laisser à découvert la partie où a porté l'incision, et exercer par là la surveillance nécessaire. Reste à disposer le membre dans cet appareil de protection et de contention. Le bras et l'avant-bras y sont placés, soit dans la demi-flexion l'un sur l'autre, soit, ce qui vaut mieux, de manière à former un angle obtus, mais avec cette précaution, qui diffère essentiellement de ce que l'on fait dans la résection simple du coude, qu'au lieu de rapprocher les surfaces de section des os, de façon à les mettre, soit en contact (et M. Sédillot, pour l'obtenir parfait, les taille en biseau, ce qui n'atteint pas le but), soit du moins à proximité; au lieu de cela, disons-nous, on cherche à conserver toute la longueur de la gaîne capsulo-périostique, à écarter le plus possible l'une de l'autre les surfaces osseuses de section brachiale et antibrachiale. Pour cela on exerce sur l'avant-bras et la main des tractions assez fortes pour conserver au manchon capsulo-périostique la plus grande partie de sa longueur, pas assez pour rendre la position douloureuse; il est du reste inutile de chercher à avoir du premier coup et dès le premier jour, une extension complète de cette gaîne, un à peu près suffit, pourvu qu'à chaque pansement ultérieur on ait soin de veiller à cette extension, sans insister trop les premiers jours, à cause de la douleur. Pour ce qui est de la position à donner à l'avant-bras lui-même, la moins fatigante et qui paraît en même temps la plus convenable à tous égards, au moins pour le moment, c'est une position intermédiaire à la pronation et à la supination, un peu plus rapprochée peut-être de la première.

Ainsi, position en flexion à angle obtus et en demi-pronation dans une gouttière, extension sur l'avant-bras pour maintenir les surfaces osseuses écartées, et conserver sa longueur à la gaîne périostéo-capsulaire, réplétion douce, sans distension de cette dernière, par quelques bourdonnets de charpie; telle est la règle à suivre immédiatement après l'opération.

II. — *Suites de l'opération. Soins consécutifs.*

Il nous reste maintenant à étudier ici deux choses: 1° ce qui se passe du côté de la plaie extérieure et de la gaîne; 2° ce que l'on a à faire pour diriger la cicatrisation, la reproduction de l'articulation et le retour des mouvements. Cette double étude doit être faite concurremment, les faits qui sont du ressort de l'une étant en étroite connexion avec ceux qui ressortissent à l'autre. Nous aurons donc à étudier dans cet ordre de choses : quand et comment se cicatrise la plaie extérieure; quelle est la position que l'on doit donner au membre pendant que se fait cette cicatrisation ; à quelle époque et de quelle manière on doit commencer à imprimer des mouvements, dans quelle mesure on doit les continuer.

§ 1er. — On laisse généralement deux jours sans y toucher, à moins d'indications spéciales tirées d'une douleur trop vive ou d'une hémorrhagie, le premier pansement fait après la résection. Le surlendemain, on renouvelle le pansement superficiel, sans avoir besoin d'enlever le membre de la gouttière. A ce monant commence généralement la réaction indiquée par un mouvement fébrile, qui est léger, à moins de menace de quelques-unes des complications que nous étudierons plus loin. Vers le quatrième ou le cinquième jour, la suppuration s'établit, plus ou moins abondante suivant les sujets, la quantité d'os enlevée, la longueur de l'incision. Dès lors, on renouvelle chaque matin le pansement tout entier ; on continue à introduire dans la plaie des bourdonnets de charpie, qu'il est bon de tremper dans une solution de sulfate de fer, ainsi que le pansement superficiel; cela comme moyen préventif de l'érysipèle.

La cicatrisation de l'incision faite aux parties molles ne tarde pas à commencer et marche en général avec une certaine lenteur ; en même temps, la cavité, résultat de l'ablation des os et de l'écartement des extrémités de la gaîne périostéo capsulaire, diminue, se comble en partie par des bourgeons charnus. Il faut toujours avoir soin d'insister sur l'extension exercée sur l'avant-bras et la main, afin de conserver le plus possible de la longueur de la gaîne fibreuse, du moule destiné à la reproduction articulaire; ce dernier précepte doit être moins rigoureusement appliqué chez les sujets dont l'âge ne permet pas de compter sur une reproduction considérable en longueur.

Pour ce qui est de l'époque à laquelle la cicatrisation est complète, elle est excessivement variable, suivant les cas, et il est impossible de lui assigner une époque précise. Si elle a été, chez un opéré, complète au bout de deux mois et demi, chez d'autres elle a demandé six mois pour arriver à sa terminaison. Il faut dire qu'il reste parfois encore, pendant quelques mois, une petite fistule.

L'époque à laquelle on commence à sentir les tubérosités humérales et l'olécrâne de nouvelle formation varie aussi. Quelquefois c'est au bout d'un temps relativement assez court; ainsi, chez deux opérés de M. Ollier, au bout de deux mois et demi (Françoise Marnu, obs. IX), de trois mois (Baptiste Bain, obs. IV), on sentait manifestement des saillies dures et de forme à peu près normale au niveau de l'olécrâne, de l'épicondyle et de l'épitrochlée.

§ II. — *De la position du membre et des appareils à employer.* — Nous avons dit tout à l'heure que la position la meilleure à donner, après la résection, au membre opéré, était intermédiaire entre la pronation et la supination. La supination n'est pas la position naturelle et elle est bien vite fatigante; la pronation complète, outre qu'elle n'est plus à proprement parler la position normale de l'avant-bras, mais cette position exagérée, rapproche trop l'un de l'autre le radius et le cubitus à leur partie supérieure, amène le radius trop en avant, risque par là de l'éloigner trop du nouveau condyle huméral, et de compromettre dans une certaine mesure l'étendue ultérieure des mouvements, soit de ceux qui se passent dans l'articulation huméro-cubitale, flexion et extension, soit de ceux qui se produisent dans les articulations radio-cubitales, pronation et supination. La position la mieux supportée et la plus naturelle, celle qui représente en quelque sorte le repos, est la demi-pronation. C'est donc dans cet état qu'on doit maintenir l'avant-bras. Mais doit-on lui faire conserver toujours cette même situation pendant toute la durée de la cicatrisation, ou du moins jusqu'au moment où l'on commence à imprimer des mouvements au coude nouveau? Nous ne le pensons pas; il vaut mieux, et c'est du reste ce que fait et recommande M. Ollier, faire varier un peu cette position à partir du dixième jour environ. On peut dès lors modifier un peu, à chaque pansement, la situation de l'avant-bras : le rapprocher davantage un jour de la pronation, l'en éloigner un peu le lendemain, et cela, non-seulement pour soulager le malade en changeant légèrement la position de la main, mais encore et surtout pour veiller dès le début, aussitôt qu'on le peut sans souffrance pour l'opéré, à la conservation ou, si l'on veut, au rétablissement du mouvement de rotation que doit exécuter le radius autour du cubitus. Il est bon, en même temps, de faire subir aussi de légères variations à l'angle que forme l'avant-bras avec le bras, le rapprocher alternativement de l'extension ou le fléchir un peu plus ; en un mot, sans imprimer encore des mouvements, à proprement parler, faire subir tous les deux ou trois jours de légères modifications à la position respective du bras et de l'avant-bras, d'une part, du radius et du cubitus, de l'autre.

Mais, pour que la cicatrisation marche et que la régénération se puisse convenablement faire, il faut maintenir le membre immobile. Passons donc aux divers moyens de contention employés pour obtenir cette immobilité.

Les indications que l'on a à remplir sont au nombre de deux : permettre le pansement facile, maintenir d'une manière solide le bras et l'avant-bras. C'est à satisfaire tantôt à l'une, tantôt à l'autre de ces indications, tantôt, et c'est le meilleur, aux deux réunies, que l'on s'est efforcé d'arriver.

Nous avons vu à Lyon, dans tous les cas, au bout d'un temps un peu variable, mais le plus généralement trois semaines, substituer à la gouttière un appareil inamovible, qui permet aux malades de se lever, tout en maintenant l'immobilité du coude. Cet appareil consiste dans un simple bandage amidonné, réunissant une solidité suffisante à une assez grande légèreté. On le fait d'abord complet, s'étendant du tiers moyen du bras jusqu'à la main ; puis, le lendemain, la dessiccation étant à peu près terminée, on pratique, au niveau de la partie postéro-externe du coude, une fenêtre assez grande pour découvrir largement l'incision et permettre ainsi un pansement facile. Le bandage est fait du reste de manière à placer l'avant-bras dans la demi-pronation et en même temps dans la flexion à angle obtus, 110 à 130 degrés environ. Dans ces derniers temps, pour obvier à un inconvénient sérieux, la trop grande courbure en forme de crochet du nouvel olécrâne, M. Ollier fait placer l'avant-bras dans une position plus voisine encore de l'extension. Inutile de dire que dans ce bandage inamovible, comme dans la gouttière, on doit maintenir écartées l'une de l'autre les deux extrémités de la gaîne capsulo-périostale ; c'est là une règle qui domine tout le traitement consécutif, chez les jeunes sujets du moins.

Le bandage amidonné peut être remplacé, et l'a été en effet, par divers chirurgiens, au moyen d'appareils produisant une contention plus ou moins parfaite, tout en permettant le pansement, et, pour quelques-uns même, donnant la facilité d'imprimer au coude des mouvements, tout en le laissant placé dans son appareil de protection. M. Painetvin a fait connaître la pratique à ce sujet de plusieurs chirurgiens des hôpitaux de Paris. M. Richet emploie, au début, une gouttière en bois, largement échancrée en dehors, coudée à 140°, et comme pansement, de la charpie recouverte de glace, puis simplement imbibée d'eau froide ; au bout d'un mois environ, il remplace le tout par un bandage en stuc, ouvert de manière à permettre le pansement (Painetvin, thèse, p. 64). M. Gosselin laisse pendant plusieurs jours le membre reposer sur un coussin ; puis il a recours soit à une gouttière en gutta-percha moulée sur le membre, soit à une attelle légèrement coudée et rembourrée. M. Maisonneuve emploie une attelle en plâtre moulée sur la partie antérieure (*loc. cit.*, p. 161).

Comment agit-on autour de nous à cet égard?

En Angleterre, les uns se servent d'une attelle articulée au niveau du coude, permettant ainsi des mouvements en même temps qu'elle assure la contention; d'autres, M. Butcher (de Dublin), par exemple, emploient tantôt une gouttière en gutta-percha, tantôt une gouttière en bois, assez analogue à celle de M. Richet, tantôt enfin une sorte de gouttière formée de quatre pièces articulées, et dont il donne le dessin dans son ouvrage (*Essays and reports on operative and conservative surgery*; Dublin, 1865. — *On excision of the elbow-joint*, p. 173).

En Allemagne, on se sert généralement aujourd'hui du bandage plâtré. Heyfelder emploie un appareil formé de deux attelles en fer maintenues dans l'écartement voulu par des bracelets en acier, et portant, au moyen de crochets, une série de bandelettes de caoutchouc; le membre repose sur ces sangles élastiques; l'angle formé au niveau du coude est de 100 à 130° (*Traité des résections*, p. 184).

Pendant que, chez nous, M. Richet a recours au froid obtenu par la glace, pendant les premiers jours, puis par l'eau froide, dans le traitement des trois premières semaines, Langenbeck proclame la grande utilité du bain tiède continu, prolongé pendant huit à quinze jours. Pour ce faire, il applique d'abord un bandage plâtré qui embrasse le membre entier; puis, le lendemain, on y pratique une fenêtre, et on le rend imperméable au moyen d'une solution de résine de Damar dans l'éther (1 gramme sur 5, Mitscherlich) dont on imbibe le bandage au moyen d'un pinceau. Au bout de deux ou trois heures, le bandage est parfaitement imperméable et peut dès lors séjourner dans l'eau tiède pendant dix à quinze jours sans rien perdre de sa solidité (*Archiv für Klin. chir.*, 1862, vol. II, p. 585). Dans les premiers temps,

Langenbeck prolongeait jusqu'au quinzième jour et même au delà le bain tiède continu ; maintenant il s'arrête un peu plus tôt, il est devenu moins absolu à cet égard, et le suspend aussitôt que les chairs ont une apparence de mollesse.

Quoi qu'il en soit, avec ou sans bain continu tiède, le bandage plâtré est généralement employé en Allemagne. Nous devons ajouter qu'il l'est également à Paris ; ainsi nous l'avons vu appliqué chez l'opérée de M. Broca (*vid.* obs. 12).

Quel que soit l'appareil employé, il est une chose à laquelle il faut soigneusement prendre garde, et qui pourrait avoir des conséquences assez fâcheuses si on n'y portait remède, ce qui est, du reste, facile ; nous voulons parler du déplacement de l'humérus et des os de l'avant-bras en sens inverse. L'humérus a, en effet, une assez grande tendance à se porter par en bas en avant et en dehors, pendant que les os de l'avant-bras sont attirés en arrière et en dedans par le triceps. De là, dans la suite, un notable raccourcissement du membre, une forme vicieuse de l'articulation nouvelle, et une saillie trop considérable en arrière de la nouvelle extrémité cubitale. Mais il sera toujours possible, au moyen de compresses bien disposées dans la gouttière, de couches de coton convenablement placées sous le bandage amidonné, d'obvier à cet inconvénient auquel il suffit de songer pour le conjurer complétement.

M. Ollier a fait construire, pour sa dernière opérée, une gouttière donnant une solidité suffisante pour laisser le malade se lever et se promener, et en même temps la possibilité de mouvements, ou de changements plus ou moins fréquents de l'angle formé par le bras et l'avant-bras. Cette gouttière est formée de deux parties : une cuirasse qui embrasse la moitié correspondante du thorax, et une gouttière proprement dite mobile sur cette cuirasse au niveau de l'épaule et formée de deux segments articulés au niveau du coude.

§ III. *Mouvements.* — A quelle époque doit-on commencer à imprimer des mouvements, et comment doit-on les communiquer au coude nouveau? On a beaucoup discuté ce point de pratique soit en France, soit en Angleterre et en Allemagne. En 1864, une discussion s'est élevée à ce sujet au sein de la Société pathologique de Londres, et les membres qui y ont pris part n'ont nullement été d'accord. On peut en dire autant de tous les chirurgiens qui se sont occupés de cette question.

En résumé, on n'a pas pu déterminer une époque précise où l'on doive commencer les mouvements passifs; et cela se comprend : cette époque est éminemment variable, suivant les sujets, suivant l'état plus ou moins douloureux du coude, suivant la tendance plus ou moins grande à l'ankylose. Tout ce que nous croyons pouvoir dire à cet égard, c'est qu'il nous a semblé que, dans les cas de résection sous-capsulo-périostée, on a besoin peut-être de se moins presser. Les extrémités osseuses, nous voulons dire les surfaces de section, sont maintenues éloignées; les os ne se rapprochent qu'à mesure qu'ils se régénèrent, et comme cette régénération demande, pour s'accomplir, un certain temps, on a plus de marge, on a devant soi une période plus longue, pendant laquelle il est au moins inutile de faire des mouvements. Pour se faire, la reproduction demande du temps et aussi une immobilisation assez complète dans une bonne position. Que cette immobilisation soit obtenue au moyen d'une gouttière pendant les quinze premiers jours environ, en dérogeant un peu chaque matin à la loi de l'immobilité pour changer légèrement le degré de flexion et de pronation de l'avant-bras ; qu'on applique ensuite un appareil inamovible pour le reste du temps que mettra à se faire la cicatrisation, en renouvelant plusieurs fois cet appareil, tous les quinze jours, s'il était possible, et qu'à chaque renouvellement on s'assure de la mobilité du bras sur l'avant-bras, du radius sur le cubitus; que l'on combine en un mot deux choses qui à première vue paraissent ne devoir guère aller ensemble, la mobilisation et l'immobilisation ; voilà, croyons-nous, la ligne de conduite que l'on doit suivre. Puis, quand on a obtenu un certain degré de régénération osseuse, que le crochet cubital s'accuse en arrière par la présence d'un olécrâne nouveau, que les tubérosités humérales commencent à se sentir, alors qu'on se donne plus libre carrière pour les mouvements à imprimer; que l'on fasse de la flexion et de l'extension, pour creuser en poulie le nouvel humérus, que l'on fasse de la pronation et de la supination ; que l'on engage l'opéré à exécuter lui-même en contractant ses muscles ces divers mouvements, qu'on électrise ceux-ci, s'ils sont atrophiés, qu'on emploie tous les moyens pour obtenir la mobilité normale la plus étendue.

En résumé, que l'on se préoccupe d'abord de la reproduction de l'articulation, que l'on s'inquiète en second lieu du retour de ses fonctions; qu'on tâche d'obtenir les conditions anatomiques, les résultats physiologiques viendront ensuite. Mais, à un certain point, les mouvements influent sur la forme des os reproduits.

Une fois ébauchées les nouvelles extrémités articulaires, il faut les faire mouvoir pour les mouler en quelque sorte l'une sur l'autre; les habituer, à mesure qu'elles se développent, à exécuter les fonctions dont elles auront à s'acquitter plus tard, faire pour ainsi dire leur éducation physiologique, en même temps que se fait leur évolution anatomique.

CHAPITRE IV.

RÉSULTATS DE L'OPÉRATION.

En 1862, M. Trélat disait, dans son rapport à la Société de chirurgie : « La formation d'une pseudarthrose mobile et libre est le but définitif de la résection du coude, son avantage le plus précieux pour les opérés. Quand même cette mobilité serait purement passive, quand les mouvements volontaires feraient complétement défaut, l'avant-bras, pouvant être porté artificiellement dans la flexion pour retomber de lui-même dans l'extension, rendrait encore plus de services que s'il était invariablement fixé par une soudure osseuse. »

Il nous est impossible de partager entièrement cette opinion : si la mobilité est essentielle à obtenir, une mobilité complétement passive nous semble plus fâcheuse, comme résultat, qu'une ankylose à angle convenable. Pour nous, le but n'est pas le même, et nous demandons à la résection du coude plus que ne lui demandait M. Trélat.

Le but de la résection n'est pas seulement d'enlever les parties malades, de retrancher les os altérés, de mettre les parties dans toutes les conditions d'une cicatrisation rapide et sûre, d'obtenir enfin une mobilité même passive *dans une pseudarthrose*. Ce que le chirurgien doit surtout vouloir réaliser, c'est la *reproduction d'une articulation* pouvant rendre au malade des services sérieux, et c'est à ce point de vue que nous allons examiner maintenant la résection du coude ; nous allons en étudier les résultats. Ce que l'on doit chercher à obtenir, disons-nous, c'est une articulation nouvelle, c'est-à-dire de la mobilité ; mais non pas seulement de la mobilité et quelque mobilité que ce soit, mais une mobilité dans un sens donné, déterminé, combinée à une solidité non moins déterminée qu'elle, de manière à avoir en fin de compte, non pas une pseudarthrose, mais une articulation véritable, et dans l'espèce une articulation ginglymoïdale. En un mot, ce qu'il faut, c'est reconstituer une articulation sur le type primitif, naturel, physiologique, c'est rendre à l'opéré une articulation du coude se rapprochant le plus possible de la normale, et l'on peut s'en rapprocher beaucoup.

Nous allons donc voir ce que peuvent donner, à ce point de vue, d'abord la résection par la méthode ordinaire, puis la résection par la méthode sous-scapulo-périostée. Mais avant, il est bon d'examiner la physiologie du coude normal et d'étudier avec soin quelles y sont les conditions et les agents du mouvement.

I. — *Des mouvements dans l'articulation du coude.*

Il est nécessaire d'étudier séparément, au point de vue de leur physiologie, les deux articulations qui composent le coude : l'articulation huméro-cubitale, l'articulation radio-cubitale supérieure.

Articulation huméro-cubitale. — Les mouvements dont elle jouit sont au nombre de deux : la flexion et l'extension ; en un mot, c'est un véritable ginglyme. Que se passe-t-il pendant chacun de ces mouvements entre les surfaces articulaires ; quelles sont les conditions intrinsèques de la flexion et de l'extension ? Telle est la première question qui se pose. Quels sont les muscles qui entrent en jeu pour produire ce résultat; de quelle manière et dans quelles conditions agissent-ils pour le produire; quelles sont les conditions extrinsèques et actives des mouvements? Telle est la seconde question que nous aurons à examiner.

Dans les mouvements de flexion et d'extension, les deux os de l'avant-bras se meuvent ensemble d'arrière en avant et d'avant en arrière sur l'humérus; l'extrémité supérieure du cubitus, entraînant avec elle la tête du radius, parcourt les faces postérieure, inférieure et antérieure de la trochlée humérale, de telle sorte que, dans la flexion, l'olécrâne abandonne sa loge, la grande cavité sigmoïde embrasse la partie antérieure de la trochlée, au lieu de la partie inférieure, et l'apophyse coronoïde vient s'enfoncer dans la loge coronoïdienne humérale qu'elle remplit, pendant que l'olécrâne laisse inoccupée la loge postérieure olécrânienne; la même chose se passe en sens inverse dans l'extension. En même temps, la cupule radiale parcourt d'avant en arrière et d'arrière en avant la saillie arrondie du condyle huméral, donnant le spectale d'une articulation condylienne renversée dans laquelle, au lieu de voir le condyle se mouvoir dans la cavité, on voit la cavité se mouvoir sur le condyle et coiffer successivement ses différentes parties.

Tels sont, en effet, les phénomènes qui se passent dans les mouvements de flexion et d'extension du coude. Mais quelles sont les limites de la mobilité dans les deux sens? La flexion va, comme on sait, jusqu'à la rencontre de la partie antérieure de l'avant-bras avec le bras; est-ce cette rencontre qui la limite; est-ce la rencontre du sommet de la coronoïde avec le fond de la cavité coronoïdienne? Ces deux causes y concourent; mais la dernière y prend la plus grande part; en somme la flexion va aussi loin que le lui permettent la configuration des parties osseuses articulaires et la forme des parties molles. Pour ce qui est de l'extension, elle ne va pas tout à fait jusqu'à mettre l'avant-bras dans le prolongement rectiligne du bras; et cette sorte d'imperfection physiologique, un peu variable du reste avec les sujets, car quelques-uns peuvent atteindre 180° et même les dépasser légèrement, est en rapport avec la rencontre du crochet olécrânien et du fond de la cavité olécrânienne de l'humérus. Nous insistons sur cette limite de l'extension par le crochet olécrânien, et nous aurons à y insister davantage encore plus loin en nous occupant de la physiologie de l'articulation nouvelle; on pourra voir combien est important et parfois nuisible ce rôle de l'olécrâne comme arrêt de l'extension.

Dans ces mouvements de flexion et d'extension le cubitus est tout, le radius ne fait que le suivre, que marcher à sa remorque pour ainsi dire. Tout se passe donc essentiellement entre le cubitus et l'humérus, entre le crochet cubital et la trochlée humérale; la portion articulaire externe, radio-humérale, n'est que surajoutée. Le cubitus, par la forme de son extrémité supérieure supérieure et par sa fixité, est le véritable os de l'avant-bras; et le radius, mobile autour de lui et entraîné dans sa course, n'est autre chose que son satellite.

Quelques mots maintenant sur les agents des mouvements de flexion et d'extension du coude.

Muscles qui agissent dans le flexion. — Les muscles qui

produisent la flexion de l'avant-bras sur le bras sont au nombre de trois : le biceps, le brachial antérieur et le long supinateur. De ces trois muscles, un seul est uniquement fléchisseur, c'est le brachial antérieur. Le biceps, en effet, n'est pas essentiellement fléchisseur, la flexion n'est pour lui en quelque sorte qu'une action secondaire. S'insérant au radius, et à la partie interne et un peu postérieure de cet os, s'enroulant sur sa face interne avant d'aller couvrir de ses insertions tendineuses la tubérosité bicipitale, le biceps a pour premier effet, quand il se contracte, de produire la rotation en dehors du radius, la supination ; il est essentiellement supinateur, et ce n'est qu'après avoir produit ce premier effet, et fixé l'os mobile de l'avant-bras en le plaçant dans la supination, dans le parallélisme avec le cubitus, que le muscle va plus loin et produit la flexion. Aussi M. Duchenne a-t-il proposé de lui donner le nom de *fléchisseur supinateur*.

Il n'en est plus de même du brachial antérieur; celui-ci est uniquement fléchisseur, et toute sa puissance de contraction est employée à cet effet ; son mode et ses points d'insertion, sa situation, sa puissance, tout en fait le muscle essentiellement fléchisseur de l'articulation du coude. Inséré en haut à toute la face antérieure de l'humérus jusqu'aux bords interne et externe de l'os, au-dessous de l'empreinte deltoïdienne, pourvu ainsi d'une très-grande surface d'implantation et partant d'un grand nombre de fibres, ce muscle, après avoir couvert dans toute sa largeur la partie antérieure de l'article, va se fixer en bas, non pas comme le biceps à l'os mobile de l'avant-bras, mais au cubitus, à l'os fixe, et là aussi il s'insère sur une surface assez grande au-dessous de l'apophyse coronoïde. Au lieu d'une origine éloignée comme le biceps qui, né de l'omoplate par ses deux chefs, franchit l'humérus tout entier pour aller gagner l'avant-bras, le brachial antérieur est directement étendu de l'humérus au cubitus qu'il a à mouvoir l'un sur l'autre; et c'est au véritable levier antibrachial qu'il s'adresse, non à un levier mobile, à un os satellite nécessitant une fixation préalable.

Le troisième fléchisseur, le long supinatenr, fort mal nommé du reste puisqu'il est pronateur, a pour effet quand il se contracte, l'avant-bras en supination, de fléchir assez énergiquement en même temps qu'il produit la demi-pronation. C'est donc, comme le biceps, un muscle à action mixte, c'est un fléchisseur pronateur, comme le biceps est un fléchisseur supinateur. Ce muscle a des attaches qui remontent assez haut sur le bord externe de l'humérus; c'est à la conservation d'une partie de ses insertions que M. Painetvin attribue la persistance des mouvements de flexion après la résection, alors qu'on avait dû intéresser les attaches inférieures du brachial antérieur et du biceps. Le long supinateur a donc une réelle importance au point de vue des fonctions à recouvrer.

Muscles qui agissent dans l'extension. — Il n'y en a à proprement parler qu'un seul, le triceps; mais son volume et son énergie compensent cette unicité. Si nous n'avons pas à insister ici longuement sur son action, nous aurons à voir dans un instant et avec détails, ce qu'il devient par rapport à l'articulation nouvelle, et quelles sont les conditions plus ou moins favorables que fait la résection à l'exercice de ses fonctions.

Quant à l'anconé, ce n'est qu'un faisceau égaré, comme détaché de la portion externe du triceps ; il en continue la direction, et il en partage le rôle ; mais son petit volume en fait un agent d'extension bien secondaire.

Articulation radio-cubitale supérieure.

Le mécanisme en est simple. La tête radiale roule dans l'anneau ostéo-fibreux formé par la petite cavité sigmoïde et le ligament annulaire. Les agents de mouvement sont assez nombreux, d'autant que les articulations radio-cubitales supérieure et inférieure étant solidaires, les muscles qui meuvent l'une agissent sur l'autre. Le carré et le rond pronateurs, le biceps et le court supinateur, tels sont ceux qui entrent en jeu pour produire ces mouvements.

Quant à la pronation et la supination elles-mêmes, elles ont provoqué des opinions contradictoires à l'égard du rôle qu'y joue le cubitus. Le cubitus est-il complètement immobile pendant que le radius tourne autour de lui? Le plus grand nombre des anatomistes ont répondu affirmativement à cette question. Pourtant Vicq d'Azyr déjà soutenait que le cubitus prend part aux mouvements de pronation et de supination, et tout récemment cette opinion, réfutée par nombre d'auteurs et notamment par M. Cruveilhier, a été reprise par M. Duchenne (de Boulogne) :

« La pronation et la supination, dit-il, ne résultent pas d'un simple mouvement de rotation du radius sur le cubitus, qui resterait fixe, ainsi qu'on l'a décrit dans les traités d'anatomie modernes ; car il est démontré par mes expériences que, pendant la pronation et la supination, ces deux os se meuvent d'une manière très-visible dans leur quart inférieur, et surtout à leurs extrémités inférieures, en décrivant chacun un quart de cercle en sens contraires, et que ces deux mouvements sont solidaires. La main se trouvant au plus haut degré de supination, le cubitus exécute dans son articulation huméro-cubitale :

« 1° Pendant la pronation, un mouvement d'extension pour le premier tiers de son quart de cercle, de latéralité de dedans en dehors pour le tiers moyen et de flexion pour le dernier tiers.

« 2° Pendant la supination, un mouvement d'extension pour le premier tiers, de latéralité de dehors en dedans pour le deuxième, et de flexion pour le dernier.

« C'est de la combinaison de ces trois mouvements de l'articulation huméro-cubitale que résulte le quart de cercle décrit par le cubitus pendant la pronation ou la supination » (Duchenne, *Physiologie des mouvements*, 1867, p. 143.)

M. Duchenne s'appuie pour soutenir son dire, qui ne semble du reste que la résurrection de l'opinion de Vicq d'Azyr, sur des expériences électro-musculaires sur le vivant et le cadavre, sur l'étude des mouvements de l'extrémité inférieure du cubitus. M. Cruveilhier, qui est d'un avis tout opposé, écrit de son côté (*Traité d'anatomie*, t 1, p. 368, dern. édit.) :

« Pour décider la question d'une manière péremptoire, faites l'expérience suivante, qui dispense de toutes les autres : mettez à découvert toutes les articulations du membre supérieur, depuis l'épaule jusqu'à la main ; maintenez l'humérus fixe, dans une immobilité absolue, en le serrant dans un étau, et vous verrez de la manière la plus évidente que, dans les mouvements de pronation et de supination qui sont imprimés à l'avant-bras, le radius roule autour du cubitus immobile ; essayez de faire exécuter le plus petit mouvement latéral au cubitus; vous n'y parviendrez jamais, l'engrenage de l'articulation du coude s'y oppose complétement. Si l'humérus n'est pas maintenu dans une immobilité complète, vous verrez des mouvements de rotation de l'humérus s'ajouter aux mouvements de rotation des articulations radio-cubitales. Enfin, si l'avant-bras est dans la demi-flexion, pendant qu'on lui imprime des mouvements de rotation, vous verrez de légers mouvements de flexion et d'extension alternatifs venir compliquer les effets de la pronation et de la supination. »

Puis l'auteur, en terminant, conclut que les mouvements de pronation et de supination se font aux dépens des articulations radio-cubitales, indépendamment des articulations du coude et de l'épaule, et que le cubitus est complétement étranger aux mouvements de pronation et de supination.

C'est à cette opinion que nous nous rangeons.

II. — *Des mouvements dans l'articulation nouvelle.*

La production et l'étendue des mouvements dans l'articulation nouvelle dépendent de deux ordres de causes qu'il faut étudier séparément, si l'on veut se rendre un compte exact et juste des résultats de la résection. Ces deux ordres de causes sont :

1° Les unes intrinsèques, tenant à la configuration des extrémités osseuses destinées à se mouvoir les unes sur les autres, et à l'état des ligaments qui les unissent ;

en un mot, causes tenant à la forme, à la solidité de la nouvelle articulation.

2° Les autres, extrinsèques, actives, résident dans l'état des muscles moteurs de l'article, dans les conditions où se trouvent placés ces agents de mouvement après l'opération.

§ Ier. — *Reproduction de l'articulation.*

Il faut, pour que des mouvements puissent se produire après la résection, qu'il se reconstitue à un degré plus ou moins parfait une articulation, et le résultat le plus complet et le plus désirable qu'on puisse avoir en ce genre, c'est la reconstitution d'une articulation de même type que l'articulation réséquée, c'est-à-dire un ginglyme. Voilà le but où l'on doit tendre, nous l'avons déjà dit. Nous allons voir comment on l'a approché ou atteint dans les méthodes employées, et quelles sont les conditions nécesssaires pour qu'on y arrive. Il faut :

1° Que les extrémités articulaires se reproduisent d'une manière plus ou moins parfaite, de façon à contracter entre elles des rapports se rapprochant le plus possible de ceux qu'elles ont à l'état normal.

2° Que la nouvelle articulation présente une absence la plus complète possible de mouvements latéraux, et une étendue très-grande de mobilité antéro-postérieure; cette seconde condition est éminemment dépendante de la première, et, on peut le dire, implicitement renfermée en elle, la direction des mouvements tenant à la configuration des surfaces articulaires, et les ligaments ne jouant qu'un rôle accessoire pour cet objet.

Comment ces conditions sont remplies à la suite de la

resection du coude; dans quel rapport se trouvent les extrémités destinées à devenir articulaires; ce que devient l'appareil ligamenteux; comment, en quelle quantité, de quelle nature et dans quelle étendue se produisent les mouvements, c'est ce que nous allons examiner.

Un certain nombre d'autopsies ont été faites et ont permis de se rendre compte de ce qui se passait dans le lieu de la résection. Ces faits ne sont malheureusement pas en assez grande quantité pour permettre de tracer un tableau complet du nouveau centre de mouvements; mais, quoique rares et souvent incomplets, ils permettent néanmoins de s'en faire une idée suffisante pour les besoins du sujet.

La plus ancienne et l'une des plus récentes appartiennent à Syme; la première remonte à 1831. Il s'agit d'une jeune fille de 15 ans, Élisabeth Johnston, à qui Syme fit la résection du coude en septembre 1830; un an après, on fut obligé d'en venir à l'amputation du bras. A l'examen du coude réséqué, qui à première vue présentait à peu près l'aspect normal, on trouva entre les extrémités osseuses, assez distantes, une masse fibreuse d'apparence ligamenteuse, permettant des mouvements en tous sens; le triceps s'attachait à la partie postérieure de ce ligament de nouvelle formation, et par son intermédiaire au cubitus (*Treatise on the excision of diseased joints*; Edinburgh, 1831, p. 91). On a là à la fois un exemple des nouvelles insertions que contracte parfois le triceps, et de la formation d'une quantité considérable de tissu fibreux servant à la fois de ligament périphérique et de masse fibreuse intermédiaire aux os, remplaçant ceux-ci pour une partie de leur longueur.

Le même fait fournit un exemple de cicatrisation du nerf cubital coupé pendant l'opération; nous aurons à y revenir.

La seconde autopsie, appartenant à Syme, est de date beaucoup plus récente, et présente des particularités du plus grand intérêt. La voici :

Résection du coude; parfait usage du membre; autopsie neuf ans après l'opération. Le coude avait une apparence très-remarquable : les extrémités osseuses qui en faisaient partie, bien que d'une forme tout à fait différente de l'état normal, étaient assez bien nouées entre elles pour former une articulation ginglymoïdale solide. Le cubitus est dépourvu d'olécrâne et d'apophyse coronoïde, et, au lieu d'embrasser l'extrémité de l'humérus, est reçu avec le radius dans l'extrémité fourchue de cet os. La forme de l'humérus semble avoir été produite par deux apophyses, une de chaque côté de l'extrémité réséquée, qui se sont accrues en bas et paraissent être des productions entièrement nouvelles. Le cubitus est séparé de l'humérus par une courte distance; cet intervalle est occupé par un tissu légèrement lâche et vasculaire. Mais le radius forme, avec l'humérus, une véritable articulation lubrifiée par une synoviale; la surface du radius, vers le point où elle touche l'humérus, est arrondie, la partie concave de cet os qui lui correspond se modelant très-exactement sur elle; ces surfaces sont en partie recouvertes de fibro-cartilage et en partie dénudées, et d'une dureté rappelant la porcelaine. Mais il est intéressant d'observer que la surface dénudée d'un os est toujours en rapport avec un coussin de fibro-cartilage fixé sur l'autre. Le radius et le cubitus s'articulent aussi entre eux; la tubérosité du radius sur laquelle s'insère le tendon du biceps est reçue dans une concavité du cubitus formée en partie par l'accroissement de ce dernier en haut, sous la forme d'une apophyse qui se recourbe sur la tête arrondie du radius, et donne attache à la fois en avant et en arrière à un ligament orbiculaire fort et distinct, qui n'est que lâchement uni au radius, et permet à cet os des mouvements de rotation. Pour compenser la perte de la tête du radius, qui a été enlevée dans l'opération, une lèvre proéminente s'est produite autour du bord supérieur de l'os à sa partie externe, et donne ainsi attache au ligament orbiculaire comme la tête naturelle. Entre le radius et le cubitus, il y a en partie une union ligamenteuse lâche, et en partie une véritable articulation lubrifiée par une membrane synoviale. L'expansion d'insertion du tendon du biceps sert à couvrir la partie articulaire du radius, pendant que la dépression est encroûtée par le tissu cartilagineux le plus parfait qu'on trouve dans ce coude. A l'œil nu, il a tout à fait l'aspect du cartilage, et sous le microscope il n'en diffère qu'en ce que la structure est d'une nature obscurément fibreuse; deux forts ligaments latéraux unissent les extrémités des apophyses humérales au ligament orbiculaire d'un côté, et de l'autre côté au cubitus. Une pièce osseuse, séparée (sésamoïde), est enchâssée dans l'épaisseur du ligament latéral interne à son union avec le cubitus. L'extrémité qui prolonge le cubitus en haut est aussi une pièce séparée, unie au reste par des ligaments. Le ligament antérieur était extrêmement fort, comme pour compenser l'absence d'olécrâne, en bridant les mouvements de l'avant-bras en arrière, en deçà de la limite de l'extension complète;

il s'attachait en haut à la surface antérieure de l'humérus, et en bas au bord du ligament orbiculaire, et à la face interne du cubitus. Il y avait aussi un fort ligament postérieur (*The Lancet*, 1855, t. I, p. 231 ; et Ollier, *op. cit.*, t. II, p. 375).

On voit dans ce fait remarquable la reproduction d'une véritable articulation, grâce à deux tubérosités humérales nouvelles ; les os de l'avant-bras sont reçus dans l'humérus, et n'ont pas été reproduits, sauf un peu de cubitus. N'a-t-on fait dans ce cas que décapiter les trois os du coude, ou Syme, qui, depuis ses expériences de 1841, regarde le périoste comme un agent de reproduction osseuse, l'a-t-il conservé cette fois? Cela n'est pas indiqué, pas plus que les longueurs d'os enlevées.

En 1865, M. Henry Smith a présenté à la Société médico-chirurgicale de Londres des pièces anatomiques provenant d'un enfant de 8 ans, auquel on avait fait, trois ans auparavant, la résection du coude, et mort d'une carie vertébrale. L'enfant, est-il dit, se servait de ce membre comme de l'autre ; on pouvait voir le triceps s'insérer au cubitus, et le biceps à la tête du radius ; les os étaient unis pas un tissu fibreux dense, et les mouvements libres (*Medical Times*, 1865, t. I, p. 24). Comme on le voit, ces détails sont assez incomplets. Il eût été pourtant intéressant de savoir au juste comment était constituée dans ce cas la nouvelle articulation, ce qu'étaient devenues les extrémités osseuses, quels étaient leurs rapports, et de quelle manière était formé l'appareil ligamenteux qui les réunissait.

Si l'on ajoute à cela quelques faits de Roux, de Textor et de Heyfelder, on aura à peu près tout ce qui a été indiqué comme résultats nécropsiques. De ces divers faits il résulte que :

1° Les extrémités osseuses ne reprennent ordinairement ni leur forme normale, ni même une forme qui s'en rapproche. Il arrive simplement que les surfaces osseuses en contact s'arrondissent, se polissent par le frottement ; le plus souvent, l'humérus se creuse d'une sorte de cavité qui reçoit le cubitus et le radius ; le cubitus, au lieu du crochet normal qui embrasse la trochlée, présente une sorte de tête arrondie; de même le radius. En un mot, les surfaces osseuses se sont polies les unes les autres par le frottement, de manière à s'emboîter plus ou moins imparfaitement, et généralement de manière que cubitus et radius soient reçus dans une cavité humérale. Cela seulement, bien entendu, dans les cas où les os sont en contact, ce qui n'est pas la règle ; ces cas sont les plus heureux et les plus rares.

2° L'appareil fibreux d'union articulaire est lui-même fort irrégulier. Dans bon nombre de cas, on a trouvé non-seulement une sorte de capsule unissant les os, comme dans le cas de Syme, mais aussi du tissu fibreux en plus ou moins grande quantité entre les surfaces osseuses, allant de l'une à l'autre, les unissant ainsi dans toute leur étendue comme une sorte de gros ligament interosseux, et tenant en quelque sorte la place des portions enlevées ; d'où une mobilité latérale considérable et un manque de précision dans les mouvements de flexion et d'extension.

3° L'articulation radio cubitale supérieure ne se reconstitue pas (le fait de Syme est une exception) ; les deux os de l'avant-bras deviennent immobiles l'un sur l'autre, et s'il existe encore des mouvements de pronation et de supination, ce sont des mouvements tout à fait nouveaux, dans lesquels les deux os de l'avant-bras se meuvent ensemble et tout d'une pièce sur eux-mêmes.

§ II. — *Retour des mouvements.*

Pour ce qui est du retour des mouvements, l'imperfection n'est pas moindre. Nous venons de voir déjà que la pronation et la supination, quand elles existent, n'ont plus lieu que d'une manière anormale, et Moreau pouvait dire en 1816 : « Après la résection, le radius et le cubitus, respectivement immobiles, sont pour jamais éloignés de l'humérus et ne conservent avec lui d'autres rapports que ceux qui résultent de la continuité et des usages des parties molles qui, avant l'opération, entouraient la jointure. » (*Essai sur les résections*, p. 50.) Ainsi, pour lui, plus de mouvements entre le radius et le cubitus; plus même d'articulation du coude en aucune manière.

La flexion se rétablit généralement assez bien et dans une étendue assez grande. Il est rare en effet qu'on enlève une assez grande longueur du radius pour intéresser l'attache du biceps; du côté même du cubitus, la ligne de section passe quelquefois au-dessus de l'attache principale du brachial antérieur, au-dessous de la coronoïde; enfin, sur l'humérus, on ne remonte généralement pas assez haut pour détruire toute la longueur des attaches du long supinateur; en sorte que les muscles fléchisseurs, conservant tout ou partie considérable de leurs insertions humérales ou antibrachiales, se trouvent dans des conditions favorables à l'exercice de leur action. Mais il faut, pour arriver à ce résultat, restreindre l'étendue dans laquelle on peut enlever les extrémités osseuses, il faut se tenir en deçà des insertions des fléchisseurs, et, pour peu que l'on empiète sur elles, on diminue ou l'on compromet la flexion dans la pseudarthrose à venir; les muscles détachés se fixent au hasard, un peu où ils peuvent, et ce désordre dans les insertions nouvelles n'est pas sans influer d'une manière notable sur la régularité de la fonction. Ajoutons encore que, pour que l'action musculaire produise efficacement l'effet qu'on en doit attendre, il faut que les surfaces osseuses se trouvent dans des rapports convenables, qu'elles soient en contact; que la présence d'un tissu fibreux intermédiaire de longueur variable décompose pour ainsi dire en deux temps l'action des fléchisseurs : un premier temps qui consiste à appliquer les os de l'avant-bras sur l'humérus, à les en rapprocher au moins; un second dans lequel, le point d'appui ainsi retrouvé, l'avant-bras peut enfin être fléchi. Enfin, l'absence d'une solidité latérale suffisante, défaut dû à l'insuffisance des ligaments, et surtout au manque de forme régulière des os, au manque du crochet olécrânien et du bec coronoïdien, est encore une cause sérieuse qui conduit à l'absence d'une précision et d'une solidité aussi grandes qu'on pourrait les désirer dans les mouvements de flexion.

Quant à l'extension, elle est plus défectueuse encore, ordinairement elle n'existe plus.

Quelles sont en effet les nouvelles conditions dans lesquelles elle a à s'exercer? Le muscle chargé de la produire est unique, c'est le triceps, et toujours ses insertions sont détruites. Quel que soit en effet le procédé employé dans la méthode ordinaire de résection du coude, on coupe forcément le tendon du triceps ; il se trouve dès lors entièrement sans rapports avec l'os auquel il doit normalement s'attacher. Il peut arriver plusieurs choses : ou bien le tendon reste plus ou moins profond d'abord, se rétractant d'une quantité variable, et, dans la suite, il se fusionne plus ou moins avec les muscles voisins, groupe interne ou groupe externe des antibrachiaux ; dès lors son action est nulle comme agent d'extension. Ou bien il reste plus ou moins adhérent à l'aponévrose antibrachiale, et il a par l'intermédiaire de ce plan fibreux une influence des plus faibles sur le mouvement d'extension. Ou bien encore, c'est à la cicatrice cutanée, c'est à la peau elle-même qu'il devient adhérent, et, dans ce cas, on doit compter sur lui moins encore. Ces trois alternatives sont, on le voit, assez malheureuses au point de vue du mouvement actif d'extension, qui se trouve ainsi aboli complétement ou à peu près. Il peut pourtant arriver une quatrième terminaison, beaucoup plus favorable, mais en même temps infiniment plus rare, c'est que le tendon du triceps arrive à se souder au cubitus, et, dans ce cas, on a une extension active. Nous avons parlé plus haut d'un nouvel appareil ligamenteux unissant l'humérus aux os de l'avant-bras; il se peut faire que le triceps se soude à la partie postérieure de ce ligament, près de son extrémité humérale, et que par son intermédiaire il soit relié au cubitus. C'est là une terminaison favorable à un certain degré d'extension active ; mais à part les deux dernières alternatives, et elles se présentent bien rarement, l'extension active est abolie.

En somme, à la suite de la résection simple du coude,

le mouvement d'extension est purement passif, c'est-à-dire qu'il se produit par la cessation de l'action des fléchisseurs, l'avant-bras retombant de son propre poids, obéissant à la pesanteur et nullement à une contraction musculaire. M. Painetvin cite, dans sa thèse, deux cas dans lesquels les opérés jouissaient d'une extension active. Chez l'opéré de M. Lala, de Rhodez, dont l'observation a été présentée en 1862 à la Société de chirurgie, l'extension est aujourd'hui active ; mais il y a eu chez ce dernier une grande longueur d'humérus enlevée, et le triceps, quoique rétracté, a pu rester assez long pour contracter de nouveaux rapports avec le cubitus.

L'activité du mouvement d'extension est fort importante ; car, sans elle, ce mouvement ne peut plus être complétement soumis à la volonté, le graduant, le ralentissant ou l'accélérant à son gré ; aussi les chirurgiens s'en sont sérieusement préoccupés, et ont imaginé divers moyens pour arriver à l'obtenir. On a donc apporté dans ce but certaines modifications aux procédés opératoires. C'est ainsi que Schillbach a cherché à conserver les adhérences du tendon du triceps à l'aponévrose antibrachiale, en substituant à l'incision en H une double incision verticale, c'est-à-dire en supprimant la branche transversale de l'incision en H (*Von Sprengler*, in *Canstatt's Jahresbericht*, 1859, p. 231). Langenbeck ménage en partie ces mêmes adhérences à l'aponévrose antibrachiale par son incision unique en arrière. Bruns, pour arriver au même but, l'extension active, mais d'une manière plus complète, plus directe et plus sûre, conserve l'olécrâne, puis le suture à ce qui reste du cubitus ; mais, si l'on songe que l'olécrâne est généralement malade dans les cas où l'on a à pratiquer la résection du coude, on pensera sans doute que cette conservation est le plus souvent impossible. Ajoutons que le succès n'a pas couronné cette tentative de Bruns; il a conservé ainsi trois fois l'olécrâne; deux fois cette apophyse a été atteinte de carie consécutivement, et il a fallu l'enlever au bout d'un certain temps; dans le troisième cas, l'olécrâne est resté sain, s'est soudé au cubitus, mais le résultat définitif a été une roideur considérable, peut-être même l'ankylose (*Von Sprengler*, in *Canstatt's Jahresbericht*, 1861).

On le voit donc, après la résection du coude, en dehors de la méthode sous-capsulo-périostée, l'extension passive est la règle, tous les auteurs sont du reste unanimes sur ce point. Les mouvements de pronation et de supination sont compromis, abolis, ou transformés en un mouvement simultané des deux os de l'avant-bras. Aussi Malgaigne, appréciant les résultats de l'opération, a-t-il pu dire : « L'extension active est abolie, le triceps ayant perdu ses attaches; elle ne se fait plus que par la chute de l'avant-bras livré à son propre poids. La pronation et la supination se font encore, mais non plus par le mécanisme normal; c'est une sorte de rotation que les muscles impriment aux deux os de l'avant-bras à la fois, et qui est fortement accrue par la rotation propre de l'humérus. » (*Méd. op.*, 1861, p. 235.)

Enfin, complétons l'exposé de ces résultats en disant qu'à la suite de la résection par la méthode ordinaire on a toujours un raccourcissement considérable, égal ou à très-peu près à la longueur d'os enlevée.

Si l'on examine à ce point de vue les observations données par M. Painetvin dans sa thèse inaugnrale, bien que l'auteur ait négligé pour quelques opérés de donner des détails à ce sujet, on trouve, dans les cas où la mensuration a été faite, des résultats assez significatifs. Ainsi, obs. 3, p. 38, la différence de longueur entre les deux membres supérieurs est de 4 centimètres; c'est peu sans doute, mais il faut remarquer que l'humérus a été scié immédiatement au-dessus des tubérosités, et M. Painetvin ajoute du reste : « Les différences de longueur se rapportent assez bien aux portions d'os qui furent enlevées pendant l'opération. » Obs. 5, p. 54 : Le membre opéré donna une différence de 9 centimètres avec le membre sain; c'est encore la longueur d'os enlevée.

Chez l'opéré de M. Lala, où les résultats sont d'ailleurs beaux à tous les autres points de vue, le raccourcissement est plus considérable encore. On a en effet d'un côté 39, de l'autre 52 centimètres, en somme 13 centimètres de raccourcissement; c'est encore dans ce cas la longueur des portions osseuses réséquées. Nous devons à l'obligeance de M. Lala les détails suivants sur l'état actuel de son malade; il nous les a communiqués à la date du 7 février 1867, cinq ans après l'opération :

«L'extension active est presque complète; cependant l'avant-bras et le bras forment encore un angle obtus au dernier degré de l'extension active; cet angle est tellement ouvert qu'il existe à peine, on le fait entièrement disparaître par l'extension passive et sans effort. La flexion active est moins complète, cependant elle est encore considérable, et va jusqu'à fléchir l'avant-bras à angle aigu. Le malade peut porter la main sur l'épaule opposée, au front et à la bouche. Ces derniers mouvements sont facilités par le raccourcissement de l'humérus qui diminue la longueur du levier. Par la flexion passive, on porte la main à l'oreille du même côté et même à la clavicule, sans que le malade éprouve la moindre douleur. Ce n'est que depuis un an que l'opéré peut facilement porter la main à la bouche. Les mouvements de pronation et de supination sont actifs et presque complets; les mouvements qui se passent dans l'épaule les facilitent considérablement. Il y a un double mouvement dans la pronation et la supination : un mouvement de torsion des deux os de l'avant-bras, et un mouvement de rotation du radius sur le cubitus; on constate ce dernier en fixant le cubitus d'une main tandis qu'on fait jouer le radius de l'autre. Le membre est assez fort; l'opéré peut soulever très-lestement une chaise, il porte sans fatigue un seau plein d'eau à une distance d'un quart d'heure. Il s'habille tout seul rapidement, et se sert tous les jours du membre opéré pour pétrir. Cet homme a fait une chute sur son nouveau coude dans le courant du mois de juin 1866; l'avant-bras a été tordu sur le bras, le malade a souffert pendant plusieurs semaines; mais il n'y a pas eu d'inflammation, pas le moindre engorgement; les parties molles périphériques sont restées souples et dans l'état naturel. Cette épreuve paraît décisive. Le malade dit aujourd'hui même (7 février) que depuis cet accident son membre *est plus doux;* il veut dire que les mouvements sont plus étendus et plus faciles. »

Tel est le résultat obtenu par M. Lala chez son opéré; on voit que la flexion et l'extension se font bien; l'activité de cette dernière tient sans doute à ce que le triceps, grâce à la grande longueur d'humérus enlevée

(8 centimètres), a pu se souder au cubitus; on voit signalée la torsion des deux os de l'avant-bras comme contribuant aux mouvements de pronation et de supination.

Nous venons de voir les desiderata de la résection du coude par la méthode ordinaire; voyons ce que donne à son tour la méthode sous-capsulo-périostée.

Les caractères essentiels des résultats obtenus par elle sont au nombre de trois :

1° Récupération d'une longueur notable, raccourcissement moindre;

2° Solidité latérale;

3° Extension active.

De ces trois résultats, le dernier tient à la conservation de la continuité du tendon du triceps avec le périoste cubital, les deux premiers à la régénération osseuse, se faisant suivant certaines formes. Voyons donc d'abord cette régénération.

Elle se fait de manière à produire, non-seulement une certaine longueur d'os, mais aussi, et c'est là le point intéressant pour nous, à produire des extrémités osseuses ayant à peu près la forme normale, de sorte qu'elles puissent s'articuler ensemble pour constituer une diarthrose du même type que l'article primitif, un ginglyme. Par l'examen des faits que nous rapportons plus loin, nous montrerons qu'au bout d'un certain temps on a un coude ayant comme forme une grande analogie avec le coude normal, présentant des saillies dures, analogues par leur forme et leur position aux saillies osseuses normales, jouissant des mouvements qui appartiennent au coude physiologique, de ces mouvements seulement, et non pas d'autres. Sans doute il nous manque ici quelque chose; ce qu'il faudrait pour satisfaire entièrement aux besoins de la cause que nous défendons, et pour convaincre les plus incrédules, ce serait une autopsie de sujet ayant subi la résection sous-capsulo-périostée du coude, autopsie faite un an, par exemple, après l'opération. Mais, à défaut de cette preuve, qui manque encore pour l'articulation du coude, mais a été donnée pour d'autres reproductions osseuses, on peut s'appuyer sur deux bases : les caractères extérieurs du coude nouveau, et l'expérimentation sur les animaux.

Que répond cette dernière? M. Ollier a fait nombre de fois l'expérience consistant à réséquer une articulation, comparativement, c'est-à-dire en conservant d'une part la gaîne capsulo-périostique, en l'enlevant avec l'os, d'autre part; il l'a répétée pour toutes les articulations, et plusieurs fois pour chacune. Ainsi interrogée, l'expérimentation a toujours répondu de la même manière. Il nous suffira de transcrire ici les deux expériences suivantes qui se rapportent à l'articulation du coude, et que nous empruntons à M. Ollier (*op. cit.*, t. Ier, p. 307 et 304) :

EXPÉRIENCE Ire. — *Résection complète du coude sans conservation du périoste et des parties fibreuses de l'articulation. — Avant-bras pendant; distance de 15 millimètres entre les extrémités réséquées. — Changement dans les insertions musculaires.— Inutilité du membre.*

Jeune chien de 4 à 5 mois. — Résection des trois os constituant l'articulation du coude sur une longueur de 26 milimètres pour l'humérus, 32 pour le cubitus à partir de la pointe de l'olécrâne et 9 pour le radius.

— Réunion de la plaie par première intention; animal vigoureux, santé excellente. — Avant-bras pendant, sans fixité; patte fléchie, regardant en dedans. — Opéré le 21 mai, tué par accident le 26 juin.

A l'autopsie, nous constatons les désordres suivants : un seul des muscles qui s'insèrent normalement autour de l'articulation a conservé ses rapports, c'est le biceps. Mais ce qui explique cette exception, c'est que l'attache radiale de ce muscle n'avait pas été complétement détruite par l'opération; nous avions réséqué immédiatement au-dessus. L'attache cubitale avait été enlevée, mais non l'attache radiale qui se prolonge en bas. Quant au tendon du triceps, il se confond inférieurement avec le tissu fibreux intermédiaire aux deux os; il n'a de rapports qu'avec l'humérus. Lorsqu'on tire sur lui, on agit sur l'humérus et non sur les os de l'avant-bras; il se confond avec les muscles épitrochléens. Quant au vaste externe il se continue par la partie inférieure de son bord antérieur avec les muscles épicondyliens.

Les extrémités osseuses sont distantes de 15 millimètres, et cet espace est comblé par un tissu fibreux, lâche, et irrégulièrement disposé. Les extrémités sont donc tout à fait isolées, elles sont chacune le siége de très-petites végétations ostéophytiques. Ce qu'il y a en outre d'intéressant, c'est qu'elles sont coiffées l'une et l'autre d'une espèce de bourse séreuse qui leur sert de capsule: mais on ne constate pas de ligament distinct qui aille de l'une à l'autre.

Expérience II. — *Résection sous-périostée de tous les os du coude avec conservation de la capsule articulaire et des ligaments. — Reproduction d'une poulie articulaire très-régulière.*

Chien de 5 mois 1|2. — Résection totale du coude pratiquée le 2 février 1865. — L'humérus est enlevé sur une longueur de 37 millimètres, le cubitus sur une longueur de 35 millimètres à partir de la pointe de l'olécrâne, le radius sur une longueur de 9 millimètres. Ces portions étaient considérables relativement à la taille de l'animal; pour l'humérus, un tiers de la diaphyse avait été enlevé. — La plaie suppura à peine et fut vite cicatrisée. Le membre étant mal contenu, les os se rapprochèrent et la patte se fléchit sur l'avant bras; rotation en dedans. Au bout d'un mois cependant, l'animal s'y appuyait un peu dans certains moments, et la levait en faisant fléchir la nouvelle articulation du coude. Au bout de deux mois, il marchait encore sur trois pattes, mais il s'appuyait sur le membre opéré pour courir et pour fixer les os qu'il rongeait. Il est sacrifié le 16 avril, c'est-à-dire deux mois et demi après l'opération.

Examen des parties reproduites. — Ce qui frappe à l'examen du membre, c'est la reconstitution d'une poulie humérale très-bien marquée. Il y a une rainure intercondylienne très-profonde, et deux masses condyliennes latérales très-régulières, à peu près égales entre elles. Le diamètre bicondylien est plus large que dans l'articulation normale. Les os de l'avant-bras ont été un peu tirés en arrière par le triceps. L'olécrâne reproduit a la forme d'un crochet plus recourbé qu'à l'état normal; l'ossification se prolonge dans le tendon du triceps. L'extrémité du radius est entourée de tissu fibreux se confondant avec la capsule; la cupule articulaire ne s'est pas reproduite. La masse des nouveaux condyles de l'humérus. est osseuse dans sa plus grande étendue, ostéo-fibreuse ou fibro-chondroïde en bas; leur surface est recouverte de fines lamelles de tissu cellulaire, mais, ce tissu lamelleux enlevé, elle a un aspect lisse et très-régulier. Une coupe partageant le condyle interne fait voir un noyau osseux épiphysaire indépendant, beaucoup plus petit du reste que le noyau épiphysaire normal.

Les surfaces articulaires sont unies par une capsule épaisse, dans laquelle on retrouve des ligaments latéraux très-forts. Les muscles s'insèrent tous dans leurs rapports normaux. Mouvements de flexion et d'extension rétablis; le mouvement d'extension est limité par la trop grande conrbure du crochet olécrânien. La patte était fléchie sur l'avant-bras par la rétraction des fléchisseurs.

Voilà ce que donne l'expérimentation sur le chien. On le voit, les différences sont considérables. Il y a entre les résultats de l'une et l'autre expériences toute la distance qui sépare d'une pseudarthrose accompagnée d'une confusion d'insertions musculaires, une véritable articulation du type ginglyme, douée des mouvements vraiment physiologiques de cette sorte de diarthroses, et entourée de muscles dont les insertions sont demeurées parfaitement normales, dont l'action, par conséquent, peut s'exercer librement, comme dans l'état physiologique.

Nous allons passer maintenant à l'examen de nos observations, et voir avec détail dans chacune d'elles les résultats obtenus chez les opérés qui en font le sujet. Des douze observations qui suivent, dix sont lyonnaises. La première a été présentée en partie à la Société de chirurgie par M. Verneuil, en partie à l'Académie des sciences par M. Ollier; nous avons complété ces deux communications l'une par l'autre, chacune d'elles insistant sur des détails auxquels l'autre s'arrêtait moins. Des dix observations recueillies dans les hôpitaux de Lyon, six appartiennent à M. Ollier, et de ces six, cinq ont été publiées par lui dans son livre; la sixième est entièrement inédite (obs. 11), et nous avons pu ajouter des détails récents à la dernière de celles déjà publiées (obs. 9). Les quatre autres concernent des résections du coude faites : trois à l'Hôtel-Dieu, par MM. Gayet et Laroyenne, une à l'Antiquaille, par M. Dron; de ces quatre faits, trois sont inédits encore, seul celui de M. Laroyenne a été publié récemment dans la *Gazette des hôpitaux* (janvier 1866). Enfin, nous avons pu y joindre une douzième observation, que nous devons à l'obligeance de M. le professeur Broca, et qui est, elle aussi, inédite.

OBSERVATION Ire. (M. Verneuil.)

Tumeur blanche du coude; mouvements presque impossibles. — Résection sous-périostée. — Résultat quatre mois et demi après (*Bulletins de la Société de chirurgie*, 1859, p. 521. *Comptes-rendus de l'Acad. des sciences*, 1859, t. I, p. 797).

Jean-Baptiste Devaux, âgé de 25 ans, ancien militaire, entre à l'hôpital Beaujon le 20 décembre 1858. Il est atteint d'une carie des os du coude; il fait remonter sa maladie à une entorse éprouvée il y a trois ans. Il y a eu plusieurs abcès au niveau de la jointure, et, au moment de son entrée à l'hôpital, il y a encore cinq trajets fistuleux qui fournissent du pus. Le membre malade est très-amaigri, et a la forme d'un fuseau dont le renflement serait au niveau du coude. Mouvements volontaires tout à fait abolis; on distingue à peine un peu de mobilité quand on cherche à fléchir le membre. L'état général est bon.

L'opération est pratiquée par M. Verneuil le 29 janvier 1859.

Opération. Les extrémités osseuses étaient encore plus altérées qu'elles ne l'avaient paru d'abord; elles étaient raréfiées et très-friables, sauf les points où se trouvaient des stalactites de nouvelle formation. Elles baignaient dans le pus et les fongosités. Le périoste fut détaché avec le plus grand soin et conservé partout où il n'avait pas été détruit par la maladie Malheureusement l'altération des extrémités articulaires étaient trop avancée pour qu'on pût l'isoler et le conserver à leur niveau. Aussi ce ne fut guère qu'autour de la diaphyse humérale, au-dessus de l'épicondyle et de l'épitrochlée, que la dissection put être régulière. Autour du radius on ne put conserver que des lambeaux insignifiants de périoste, tant il était altéré. Autour du cubitus, on en détacha une manchette régulière de 1 à 2 centimètres.

Il fallut enlever 8 à 9 centimètres d'humérus, et de 3 à 4 centimètres du radius et du cubitus, non compris l'olécrâne qui était nécrosé, en tout une longueur de 12 centimètres.

Le membre fut placé dans une gouttière et mis dans l'extension.

La réaction traumatique fut à peu près nulle; le lendemain soir seulement il y eut un peu de chaleur à la peau et d'accélération du pouls. La nuit suivante fut bonne cependant; ce mouvement fébrile ne reparut plus. Dès le lendemain de l'opération, le malade fut mis au régime des côtelettes.

Le 22 février, la plaie était presque entièrement cicatrisée; il ne restait plus qu'un petit point fournissant du pus. Déjà on sentait, au niveau de la portion de l'humérus enlevée, une tuméfaction résistante et non douloureuse à la pression.

Le 2 mars, cette portion tuméfiée se durcit de plus en plus. Le malade se lève. Il reste cependant un petit point de suppuration qui persiste jusqu'au 8 avril, où une esquille de 2 centimètres se présente à la plaie. On l'extrait, et la cicatrisation, n'étant plus entravée, s'achève trois ou quatre jours plus tard.

Le 15 juin, le malade est présenté à la Société de chirurgie par M. Verneuil ; il offre alors l'état suivant :

On peut constater que la perte de substance osseuse de 12 centimètres faite au moment de l'opération n'a donné lieu qu'à 6 centimètres de raccourcissement. L'humérus se termine par une tête renflée large de 3 à 4 centimètres au moins et dépassant de 4 centimètres environ le niveau de la section. Le même épaississement se retrouve, mais moins prononcé, aux os de l'avant-bras. Des liens fibreux résistants unissent ces nouvelles épiphyses, qui paraissent écartées en arrière d'un travers de doigt.

L'opéré jouit de la santé la plus florissante, et l'on peut dire qu'il est complétement guéri de sa maladie articulaire. En revanche, le rétablissement des fonctions est encore peu avancé. Lorsque le bras est pendant, l'articulation du coude est dans un degré de flexion assez prononcé, et l'avant-bras paraît encore assez pesant. On peut cependant mettre le membre dans l'extension complète et dans la flexion à angle droit sans provoquer de douleurs. Mais les mouvements volontaires sont encore très-limités, à cause surtout de la faiblesse des muscles. Quand la résection fut pratiquée, l'immobilité prolongée à laquelle le membre était depuis longtemps astreint avait amené un tel degré d'atrophie du bras que, vers sa partie moyenne, il n'était guère plus gros que celui d'un enfant de 6 ans. On n'y sentait presque plus de muscles, et ceux-ci n'exécutaient presque aucune contraction.

Aujourd'hui (15 juin), le membre a presque doublé de volume, et lorsque le malade essaye de fléchir l'avant-bras, on sent très-distinctement un muscle biceps qui se durcit, à la vérité faiblement encore. Il faut bien reconnaître que cette extrême atrophie des muscles est un obstacle au rétablissement prompt des mouvements. Aussi ne doit-on pas s'étonner si, chez notre opéré, les fonctions sont encore si rudimentaires. Au reste, quatre mois et demi sont un terme relativement court pour juger les résultats définitifs d'une résection du coude pratiquée pour une lésion organique très-étendue.

Quant aux mouvements de la main et des doigts, ils sont conservés en totalité; seulement ils sont encore faibles et manquent de précision.

La sensibilité cutanée est partout conservée.

Ce fait est doublement intéressant : d'abord, c'est le premier cas de résection sous-périostée du coude pratiquée d'une manière régulière. A M. Verneuil revient l'honneur d'avoir appliqué le premier sur l'homme la méthode dont M. Ollier venait de montrer les beaux résultats de ses expériences sur les chiens et les lapins. Ensuite, nous y pouvons trouver quelques desiderata tenant à ce que la méthode opératoire n'avait pas encore atteint toute la perfection à laquelle elle est arrivée depuis. Voyons du reste tout d'abord les réflexions suscitées à MM. Verneuil et Ollier par ce fait.

Le premier, en présentant son opéré à la Société de chirurgie disait :

« Le fait majeur dans le cas actuel consiste dans la présence des renflements osseux bien marqués qui terminent les os réséqués. L'extrémité inférieure de l'humérus offre au moins 3 ou 4 centimètres dans ses différents diamètres, quoique la section ait atteint la diaphyse. Le même épaississement se retrouve sur l'extrémité correspondante des os de l'avant-bras, quoique le radius ait été divisé immédiatement au-dessus de l'insertion du biceps, et le cubitus plus bas que l'insertion du brachial antérieur. Ces renflements osseux sont encore distants entre eux d'un travers de doigt environ ; mais lorsque la rétraction de la bride fibreuse unissante sera plus avancée, lorsque les muscles ayant repris leur force tendront à rapprocher les os, les extrémités osseuses se fourniront réciproquement un large point d'appui, ce qui sera certainement très-favorable à la force et à la précision des mouvements.

« C'est certainement à la conservation du périoste qu'il faut rapporter cette heureuse disposition. La capsule fibreuse conservée a sécrété de l'os par sa face interne et a reproduit des espèces d'épiphyses. Les os ont également retrouvé par le même travail un peu de leur longueur. En effet, quoique 11 centimètres du squelette aient été retranchés, si on mesure les deux bras dans une position symétrique, le membre réséqué n'offre que 6 centimètres de raccourcissement. »

M. Verneuil ajoute que si, pour bien apprécier ce raccourcissement, il faut tenir compte du léger écartement qui sépare l'humérus des os de l'avant-bras, il faut en même temps tenir compte aussi « de l'atrophie générale du membre malade qui était depuis plusieurs années, par le fait de la lésion articulaire, condamné à l'immobilité, et cela à un âge où la croissance en longueur des os s'effectue encore avec activité. »

En communiquant cette observation à l'Académie des sciences le 21 novembre 1859, M. Ollier disait :

« Le malade n'a eu qu'un raccourcissement du membre de 6 centimètres après la cicatrisation de la plaie. Une résection pratiquée d'après la méthode ordinaire nous eût probablement laissé un raccourcissement égal à la portion d'os enlevée, c'est-à-dire de 12 centimètres, à moins que les os restés distants ne se fussent isolément cicatrisés.

« Si la reproduction n'a pas été plus complète, c'est évidemment parce que le périoste avait été presque entièrement détruit autour des extrémités articulaires. Ici, comme chez les animaux, la reproduction a été sensiblement proportionnelle à l'étendue de périoste laissée dans la plaie. »

Nous parlions tout à l'heure de desideratum; le voilà indiqué, c'est que la reproduction n'a pas été aussi complète qu'on l'aurait désiré. M. Ollier l'explique par la destruction d'une bonne partie du périoste; nous acceptons pleinement cette explication, mais nous pensons qu'on doit peut-être lui en joindre une autre. Sur l'humérus, est-il dit dans l'observation, la dissection régulière du périoste n'a été possible qu'au-dessus de l'épicondyle et de l'épitrochlée; nous croyons que si on avait eu alors à sa disposition les instruments spéciaux introduits depuis dans le manuel de cette résection, que si en un mot la décortication des os avait été aussi complète qu'on la pratique à l'heure actuelle, le résultat obtenu, déjà si remarquable du reste, eût été encore plus complet, la reproduction osseuse plus parfaite, l'olécrâne et les tubérosités humérales se seraient plus nettement régénérés, surtout chez un malade dont l'âge autorisait à tout espérer.

Du reste, il est encore un point auquel il faut prêter attention, c'est que ce jeune homme a été perdu de vue quatre mois et demi après l'opération, qu'après un temps aussi court; ainsi que le faisait remarquer M. Verneuil, le résultat ne peut être encore qu'incomplet, et qu'on est appelé à constater alors une partie seulement des résultats définitifs que l'on est en droit d'attendre. Comme on le verra dans les observations qui suivent, ce n'est guère que dix à douze mois après l'opération qu'on peut apprécier véritablement ce que l'on a obtenu au point de vue de la régénération osseuse. Il eût été fort intéressant de revoir cet opéré, et de savoir ce qu'était devenu comme forme anatomique des extrémités osseuses et comme étendue des mouvements, sa nouvelle articulation huméro-cubitale; malheureusement il a été impossible de retrouver ses traces, et M. Verneuil n'a eu de lui aucune nouvelle depuis le moment où il avait quitté l'hôpital Baujon, c'est-à-dire depuis la fin de juin 1859, quelques jours après sa présentation à la Société de chirurgie.

Enfin ce fait, qui a ouvert la série des résections sous-capsulo-périostées du coude, est rentré dans un récent débat à cette même Société. Dans une lettre adressée à la Société, et lue dans la séance du 19 décembre 1866, M. Sédillot cherchait à mettre en opposition M. Verneuil et M. Ollier au sujet de la longueur recouvrée dans ce cas. On a pu voir que, si le premier de ces chirurgiens accuse 11 centimètres comme longueur totale d'os enlevés, et le second 12, l'un et l'autre donne le chiffre de 6 centimètres comme donnant la mesure exacte du raccourcissement; la contradiction signalée par M. Sédillot n'existe donc nullement, et M. Verneuil en a du reste vivement repoussé le reproche immédiatement après la lecture de la lettre du chirurgien de Strasbourg.

Observation II (M. Ollier).

Arthrite fongueuse suppurée du coude. — Résection totale de l'articulation en conservant le périoste, mais par un procédé imparfait. — Retour de tous les mouvements. — Olécrâne remplacé par une masse osseuse unissant efficacement le triceps au cubitus et mobile sur le cubitus. — Extension active. — Épitrochlée de nouvelle formation, aussi saillante que l'épitrochlée normale. (*Traité exp. et clin. de la régén. des os.* t. II, p. 352.)

Françoise Guillemot, 19 ans, entrée à l'Hôtel-Dieu, salle Saint-Paul, le 5 mars 1863. Arthrite du coude datant de quinze mois; mauvaise santé générale; mal de Pott ancien. On met le coude dans un bandage amidonné;

pastilles de potasse autour de l'articulation. Traitement antiscrofuleux. Malgré ce traitement, du pus se forme dans l'articulation. A l'ouverture de l'abcès, on pénètre avec le stylet sur les surfaces articulaires.

Opération, le 23 novembre. — L'abcès principal s'étant ouvert en arrière de l'articulation, à la fois en dedans et en dehors du triceps, on fait l'incision longitudinale en dehors du tendon de ce muscle. Du milieu de cette incision, on en fait partir une seconde perpendiculaire en dehors (procédé de Roux); on pénètre dans l'articulation, et l'on rejette le triceps en dedans, en conservant sa continuité avec la gaîne périostique du cubitus, mais d'une manière imparfaite; on résèque 5 centimètres de l'humérus et 18 millimètres du radius. Le cubitus est coupé au même niveau que ce dernier. — Cautérisation des fongosités au nitrate d'argent; bandage amidonné avec attelles de fil de fer, placé immédiatement après l'opération. Une fenêtre est ménagée en arrière pour surveiller la plaie. Position fléchie à angle droit.

Examen des parties réséquées. — Les parties réséquées sont atteintes d'ostéite raréfiante. Tissu osseux rouge, feuilleté, formé par des couches concentriques minces et séparées les unes des autres par des espaces spongieux.

L'opération est bien supportée; peu de réaction; intégrité complète de la sensibilité des deux derniers doigts.

Au bout de dix jours, la plaie a un bon aspect; elle est déjà tapissée d'une couche granuleuse vermeille.

Au bout d'un mois apparurent des douleurs lombaires qui firent craindre la formation d'un abcès autour des vertèbres de cette région; elles se dissipent sous l'influence des vésicatoires volants. Le bandage amidonné, qui avait été enlevé au bout d'un mois, fut replacé encore pour un autre mois. Au bout de ce temps, on plaça le membre dans une gouttière, de manière à pouvoir surveiller le travail de consolidation et imprimer au besoin des mouvements à l'articulation.

20 février 1864. La cicatrisation est à peu près complète; il ne reste qu'une petite fistule au niveau de l'incision. La malade commence à fléchir l'avant-bras sur le bras; on sent très-distinctement les contractions du triceps.

5 mars. La malade fléchit complétement l'avant-bras. Dans l'extension, on ne sent pas distinctement de contractions du triceps; l'état d'atrophie où se trouvaient les muscles avant l'opération, et qui n'a pu qu'augmenter

sous le bandage, l'explique. On sent sur l'extrémité inférieure de l'humérus, du côté cubital, une tubérosité de nouvelle formation. Le côté radial présente aussi un renflement, mais moins prononcé. La mensuration comparative des deux côtés, passant par les mêmes points, donne les résultats suivants :

De l'angle postérieur de l'acromion à l'apophyse styloïde du cubitus :

1° Dans l'extension :

Côté sain.	514	millim.
Côté opéré. . . .	490	—

2° Dans la flexion :

Le fil mensurateur passant au niveau de la tubérosité externe de l'humérus :

Côté sain.	530	millim.
Côté opéré.. . . .	505	—

Août 1866. Cette malade est rentrée dans notre service pour des douleurs au niveau de la colonne dorso-lombaire, douleurs qui sont déjà revenues plusieurs fois depuis l'opération. Il n'y a cependant pas eu d'abcès. Nous constatons alors le parfait résultat de la résection. La flexion et l'extension sont complètes ; l'extension est manifestement active ; on sent le triceps se contracter sous les doigts. Mouvements de pronation et de supination s'exerçant dans l'extension et la flexion de l'avant-bras. Cubitus mal fixé dans ses mouvements, mais assez cependant pour que le radius tourne visiblement autour de lui.

Voici quelques détails à ce sujet :

L'humérus étant fixé solidement et l'avant-bras étant dans l'extension complète, les mouvements de pronation et de supination s'exécutent très-bien. Le crochet olécrânien ne fixe pas le cubitus d'une manière absolue ; on sent une sorte de crépitation au niveau de l'olécrâne, mais cependant la rotation du cubitus est bien moins sensible que celle du radius, qui tourne manifestement sur lui. Dans la flexion de l'avant-bras sur le bras, le cubitus est mieux fixé par le crochet olécrânien, mais les mouvements de pronation et de supination ne sont pas plus étendus. Pendant que s'exécute le mouvement d'extension, on sent le triceps se contracter. Quand on ordonne à la malade de lever le bras en l'air et de fléchir l'avant-bras de manière que la main se place derrière le cou, on se rend compte également de la contraction du triceps, en faisant élever et étendre l'avant-bras. Dans ce mouvement d'extension, qui est très-énergique, l'avant-bras se porte un peu en dehors, à cause de la saillie épitrochléenne de nouvelle formation, qui est beaucoup plus développée que l'épicondyle.

Voici les dimensions de l'humérus et du cubitus :

1° Cubitus.

Du côté opéré : De l'apophyse styloïde à la partie non contournée de l'olécrâne. . . . . 219 millim.
De l'apophyse styloïde au sommet olécrânien, en contournant le crochet de nouvelle formation. . . . . 244 —
Du côté sain : De l'apophyse styloïde au sommet de l'olécrâne . . . . 243 —

2° Humérus.

Du côté opéré : De l'angle postérieur de l'acromion à la pointe saillante de l'épitrochlée, le bras étant rapproché du tronc. . . . . 288 —
Du même point au point le plus inférieur du condyle. . . . . 288 —
Du côte sain : De l'angle postérieur de l'acromion au point le plus saillant de l'épitrochlée. . . . . . 295 —
Du même point au point le plus inférieur du condyle. . . . . 308 —

En cherchant à écarter les os de l'avant-bras de ceux du bras, on peut introduire le bout du doigt entre les os contigus, au niveau de l'interligne articulaire. On ne dirait pas qu'on ait enlevé l'extrémité inférieure de l'humérus ; l'épitrochlée est très-saillante. L'olécrâne est remplacé par une masse osseuse ou du moins ostéo-fibreuse de 25 millim. de long sur 12 de large, unissant le triceps au cubitus, mais mobile sur ce dernier. L'imperfection du détachement du triceps peut expliquer en partie cette indépendance. L'articulation est peu solide transversalement, elle n'a pas du moins la solidité que nous avons rencontrée chez nos autres opérés. L'opérée se sert de son bras pour tous les usages de la vie, sans gêne et sans souffrance ; il est seulement un peu moins fort que l'autre. L'état général est du reste peu satisfaisant, à cause de l'ostéite vertébrale et du fond scrofuleux du tempérament.

Nous pouvons ajouter que nous avons vu tout récemment encore (janvier 1867) cette jeune femme, et que nous avons pu constater une fois de plus la réalité de tous les résultats indiqués dans cette observation. Si du côté du rachis son état ne s'est pas amélioré, son nouveau coude lui rend les plus grands services. Elle se sert continuellement de son bras droit ; outre qu'elle passe la plus grande partie du jour à coudre, et qu'elle emploie, sans gêne et sans douleur aucune, le bras opéré à tous les usages ordinaires, pour se vêtir, se coiffer, etc., elle peut porter des fardeaux assez lourds. En somme, depuis près de deux ans, le membre qui a subi la résection lui rend les plus grands services.

Si maintenant nous examinons cette observation dans ses détails, nous y trouvons plusieurs points bien dignes d'arrêter un instant l'attention :

1° La mensuration démontre la reproduction d'une longueur d'os assez considérable. Il a été enlevé, l'humérus et le cubitus étant placés dans leurs rapports normaux, c'est-à-dire l'extrémité inférieure de l'humérus emboîtée dans le crochet cubital, une longueur de 7 centimètres. Actuellement le raccourcissement n'atteint pas 3 centimètres ; il est de 25 millim. seulement. Il s'est donc reproduit 4 centimètres au moins sur 7, et ce résultat était déjà obtenu quatre mois après l'opération, comme le montre la mensuration prise à la date du 2 mars 1864. Depuis lors, la différence entre les deux membres est restée la même, à 2 ou 3 millim. près.

2° Ce qui est bien plus intéressant et plus probant encore au point de vue de la régénération osseuse, c'est la reproduction d'une épitrochlée complète, aussi saillante qu'à l'état normal, tandis qu'au point où devrait être le nouvel épicondyle, on ne trouve qu'une saillie faible à peu près insignifiante. Ce fait, que la palpation, et la vue même, font facilement reconnaître, se retrouve accusé dans les dernières mensurations; ainsi, du côté opéré, un fil mensurateur, allant de l'angle postérieur de l'acromion soit au point le plus inférieur du condyle, soit à la pointe saillante de l'épitrochlée, donne dans les deux cas la même longueur, 288 millim., tandis que du côté sain on trouve un excès de longueur de 13 millim. pour le fil mensurateur externe. La présence de la tubérosité externe de l'humérus donne à cette ligne un excès de longueur sur celle qui se rend en dedans à la pointe saillante de l'épitrochlée. Du côté opéré, absence de tubérosité externe de nouvelle formation, absence de cette différence donnée par la mensuration.

Mais quelle est la cause de ce fait, défaut d'épicondyle? On la cherchait en vain et l'on était réduit à des hypothèses jusqu'au jour où, l'automne dernier, examinant avec nous les portions osseuses enlevées trois ans avant sur cette jeune femme, M. Ollier constata que, sur l'humérus réséqué, l'épicondyle était resté recouvert d'un revêtement fibreux assez complet, composé de périoste et d'insertions tendineuses, tandis que l'épitrochlée était parfaitement nette, dépouillée entièrement de périoste et de fibres tendineuses ou ligamenteuses. Ainsi le décollement de la gaîne capsulo-périostique avait été incomplet, presque nul au niveau de la tubérosité externe, parfait au contraire en dedans. Cette particularité est on ne peut plus probante au point de vue de la régénération osseuse, et, comme le disait M. Viennois en présentant récemment cette opérée à la Société des sciences médicales de Lyon (décembre 1866), ce fait a toute la valeur d'une expérimentation sur l'animal : d'un côté, l'os est enlevé seul, le périoste restant en place; reproduction osseuse à ce niveau, formation d'une épitrochlée nouvelle ; de l'autre, le périoste est enlevé avec l'os, celui-ci ne se régénère pas, il ne se forme pas un nouvel épicondyle.

3° L'olécrâne reproduit n'est pas soudé au cubitus, ne fait pas corps avec lui, mais est relié à cet os par du tissu fibreux ; il représente là quelque chose de tout à fait analogue à la rotule. Cette imperfection peut ici être mise sur le compte d'un léger défaut opératoire, la continuité du tendon du triceps et du périoste cubital n'ayant pas été parfaitement conservée, ainsi qu'il a été dit dans l'observation. Cela montre bien de quelle importance est, au point de vue de la reproduction régulière de l'articulation, la dissection et la conservation aussi complète que possible de la continuité de la gaîne capsulo-périostale. Heureusement, dans le cas actuel, cette imperfection est devenue un avantage ; cet olécrâne nouveau, formant un angle droit avec le cubitus, eût limité sensiblement l'extension, s'il eût été soudé à cet os ; indépendant, il permet à ce mouvement d'atteindre sa limite physiologique.

4° Les mouvements de flexion et d'extension sont aussi étendus et presque aussi énergiques qu'à l'état normal ; la seule imperfection qu'on y puisse trouver, c'est que, grâce à l'absence de l'épicondyle, l'avant-bras se porte un peu en dehors dans l'extension.

5° L'extension est active ; la contraction du triceps qui le produit est très-manifeste ; on sent le muscle se durcir et se mouvoir dans les doigts. Grâce à cette activité, le mouvement d'extension est parfaitement soumis à la volonté; et, au lieu de la chute plus ou moins brusque d'un avant-bras abandonné aux lois de la pesanteur par la cessation d'action des fléchisseurs, c'est une extension qui peut se faire graduellement, se limiter ou aller jusqu'au bout, au gré de la malade.

6° Enfin il se passe de véritables mouvements de pronation et de supination entre le radius et le cubitus; et si ce dernier, dans ces mouvements, est un peu mobile lui-même et se déplace légèrement sur l'humérus, il n'en est pas moins vrai que le radius tourne manifestement autour de lui. De plus ces mouvements se passent indépendamment de ceux qui pourraient les simuler ou les augmenter en se produisant dans l'articulation scapulo-humérale, puisqu'ils sont complets, lors même que l'humérus est solidement fixé et maintenu tout à fait immobile. Pour ce qui est de la part légère que prend le cubitus à la pronation et à la supination, c'est encore la non-continuité de l'olécrâne avec le corps de l'os qu'il en faut accuser; le cubitus n'est pas suffisamment fixé par le crochet olécrânien.

Observation III (M. Ollier, *loc. cit.*, p. 356).

Résection sous-périostée du coude pour une ostéo-arthrite chronique suppurée, avec séquestre de l'olécrâne et hypertrophie considérable de cette apophyse. — Reproduction des tubérosités humérales et d'une petite pointe olécrânienne. — Rétablissement des mouvements; solidité remarquable de l'articulation dans le sens latéral. — Inflammation et suppuration consécutive de la nouvelle articulation, sous l'influence d'un travail forcé, deux ans après l'opération. — Guérison.

Ursule Castiglione, âgée de 29 ans, entre, le 17 juin 1864, au n° 102, salle Saint-Paul de l'Hôtel-Dieu de Lyon. Il y a une quinzaine d'années environ, cette femme a eu une arthrite aiguë du coude droit, pour laquelle elle a été traitée pendant six mois soit à l'Hôtel-Dieu, soit à la Charité. Les mouvements s'étaient en partie rétablis après la guérison, sauf l'extension qui s'exécutait très-imparfaitement. Elle se servait cependant assez bien de son bras, quand, il y a six mois, sans cause connue, le coude a enflé considérablement, est devenu douloureux et les mouvements impossibles. Actuellement l'avant-bras est dans la flexion à angle droit et en pronation. Les mouvements sont très-douloureux, et le coude a acquis un volume énorme. En arrière, orifice d'un trajet fistuleux, qui conduit dans l'article au travers de l'olécrâne. Suppuration abondante; sensibilité vive, surtout en dedans et en arrière. Atrophie considérable du bras et de l'avant-bras, ce qui fait paraître l'articulation plus volumineuse encore. Règles supprimées depuis deux mois. Pas de signes de tuberculisation pulmonaire. La malade est soumise à un traitement général. Un abcès s'ouvre, le 12 juillet, au devant du coude, et cette nouvelle voie conduit également dans l'article. Le membre est immobilisé dans une gouttière de fil de fer.

15 juillet. Nouvel abcès en avant. Suppuration abondante; perte de sommeil. L'opération est décidée pour le lendemain.

Opération le 16. — Incision verticale de 7 à 8 centimètres, pratiquée à la face postérieure du coude, sur la ligne médiane, mais un peu en dedans, au niveau de l'ouverture de l'abcès ; deuxième incision de 4 à 5 centimètres, partant du milieu de la première, au niveau de la pointe de l'olécrâne, et se dirigeant en dehors. On dénude alors la tubérosité externe de l'humérus, on poursuit le décollement du périoste en avant et en arrière avec la sonde-rugine ; on détache également sur l'olécrâne les attaches du triceps et leur périoste d'implantation. On écarte avec un crochet mousse le tendon du triceps, qui n'avait pas été très-régulièrement détaché à cause des ostéophytes, et, portant alors le bras et l'avant-bras en sens inverse, on luxe l'humérus à travers la plaie. Cet os étant bien dénudé de son périoste dans l'étendue de la partie malade, on en retranche 5 centimètres. Les os de l'avant-bras étant malades, on les dénude, et l'on retranche 13 millimètres du radius ; sur le cubitus, en tenant compte de la hauteur de l'olécrâne, on enlève 6 centimètres. En rapprochant tous ces fragments et en les plaçant dans leurs rapports naturels, on voit que 7 centimètres en hauteur ont été enlevés.

Deux ou trois points de suture à la partie supérieure de la plaie pour en diminuer l'étendue. Pansement à la charpie mouillée. Le membre est immobilisé dans une gouttière de fil de fer coudée.

Examen des parties retranchées. Destruction complète des cartilages articulaires. Aspect rugueux des os, ostéophytes aux points où le périoste était adhérent, surtout autour de l'olécrâne ; quelques points dénudés en suppuration entre ces ostéophytes. L'olécrâne est énorme, il mesure 4 centimètres en largeur ; à son centre se trouve un petit séquestre qui remplit presque complétement un trajet fistuleux allant de l'extérieur au centre de l'articulation.

Suites de l'opération. Le lendemain, pas de fièvre, peu de douleurs. La sensibilité du petit doigt est conservée. Suites immédiates très-simples ; suppuration rapidement établie.

La convalescence fut traversée par quelques complications. La malade eut à subir deux érysipèles ; et l'apparition de quelques plaques de pourriture d'hôpital dut être combattue par les moyens appropriés. Pendant toute cette période de temps, le membre fut maintenu immobilisé, suivant les exigences créées par les complications, soit dans une gouttière coudée de fil de fer, soit dans un bandage amidonné fenêtré. La position adoptée était la flexion à angle droit de l'avant-bras sur le bras ; l'avant-bras placé dans une position intermédiaire à la pronation et à la supination.

Au 1er janvier 1865, toutes les fistules sont fermées ; la malade se sert de son bras pour tricoter, et même pour balayer. Plus de douleurs; la fatigue seule fait reparaître quelques sensations douloureuses, dont l'immobilité triomphe aussitôt. Les mouvements de flexion sont parfaits. Lorsque la malade laisse tomber naturellement le membre droit le long du corps, l'avant-bras fait avec le bras un angle à sinus ouvert en avant et en dedans, mesurant 170 degrés environ. L'avant-bras est en demi-pronation. Le mouvement d'extension complet est impossible, et ne peut dépasser les 170 degrés signalés plus haut ; le mouvement de flexion est à peu près parfait et complétement dans la direction normale. Les mouvements d'extension sont *actifs*, rapides ou lentement gradués au gré de la malade. La nouvelle articulation est très-solide dans le sens latéral.

A la fin de décembre 1865, la malade est revue, et l'on constate que les mouvements se sont perfectionnés; l'extension est complète et active; il n'y a plus de douleurs. La pronation se fait complétement, le cubitus étant fixé de manière à ne pouvoir tourner; la supination est incomplète.

La malade avait repris son travail de femme de ménage, lavant le linge, et exposée par cela même à de fréquents refroidissements.

Au printemps 1866, elle commença à souffrir dans sa nouvelle articulation ; une véritable arthrite se forma, et un petit abcès s'ouvrit à la face postérieure de l'articulation. Il en sortit du pus séreux ; aucun séquestre ne fut expulsé. Le stylet pénétrait à une profondeur de 3 centimètres, sans rencontrer d'os dénudé. Repos, cataplasmes; puis bandage amidonné pendant deux mois. Quand nous enlevons le bandage, toute douleur a disparu, mais le membre est amaigri, les muscles sont atrophiés, et l'on ne sent plus les contractions du triceps; l'extension n'est plus manifestement active.

La malade est envoyée aux eaux d'Aix-en-Savoie, d'où elle revient au bout d'un mois dans un état très-satisfaisant (1er septembre 1866). Les douleurs ont disparu, et les mouvements se sont rétablis. L'extension et la flexion sont cependant moins étendues qu'avant l'abcès; le membre est encore beaucoup moins fort qu'au 1er janvier dernier; à la fin de la journée, il est quelquefois le siége d'un peu de douleur sourde, quand le travail a été pénible.

Voici l'état du membre au 1er octobre :

En examinant les cicatrices, on ne se rend pas un compte exact du procédé employé. L'incision longitudinale paraît avoir été faite en dedans de l'olécrâne; elle a été tracée cependant à la partie postérieure de cette apophyse, et le triceps a été rejeté en dedans; c'est à la fois à la rétraction cicatricielle et à la déformation des parties par l'épaisseur de l'olécrâne que peut être dû ce changement. L'articulation présente une grande solidité dans le sens latéral, elle n'est mobile que dans le sens antéro-postérieur; c'est un vrai ginglyme qui s'est reconstitué. On sens très-bien deux tubérosités humérales de nouvelle formation, et en arrière un olécrâne.

Les portions osseuses enlevées, placées dans leur situation normale, c'est-à-dire la trochlée humérale embrassée par le crochet olécrânien, mesurent 7 centimètres (66 millimètres). Le cubitus seul, mesuré séparément, a 55 millimètres depuis la pointe de l'olécrâne jusqu'au trait de scie. Malgré cette ablation de 7 centimètres, le membre n'est raccourci que de 25 millimètres, 30 au plus.

Voici du reste les mensurations :

Le bras étant rapproché du tronc, on trouve de l'angle postérieur de l'acromion à l'apophyse styloïde :

En faisant passer le fil mensurateur au niveau du condyle huméral :

Côté sain. . . 526 millimètres.
Côté opéré . . 502 —

En faisant passer le fil mensurateur au niveau de l'olécrâne :

Côté sain. . . 555 millimètres.
Côté opéré . . 516 —

Cette différence s'explique par la saillie de l'olécrâne du côté sain.

De l'angle postérieur de l'acromion au point le plus inférieur de la saillie condylienne :

Côté sain. . . 302 millimètres.
Côté opéré. . 288 —

De la pointe de l'olécrâne à l'apophyse styloïde :

Côté sain. . . 245 millimètres.
Côté opéré. . 202 —

On voit par ces diverses mensurations que l'humérus, sur 5 centimètres, en a regagné 3 au moins. Quant au cubitus, sur 55 millimètres, il n'en a regagné que 13 ou 15 au plus. Les mouvements de pronation et de supination sont bien moins complets qu'avant la dernière maladie de l'articulation nouvelle ; ils sont cependant nets, plus marqués lorsqu'ils sont communiqués que volontairement exécutés ; cette diminution nous paraît par cela même due à la faiblesse des muscles et à l'immobilité que la malade a dû garder pendant deux mois dans l'appareil amidonné, lorsqu'il a fallu combattre sa nouvelle arthrite.

Janvier 1867. La faiblesse persiste encore; mais on sent des contractions du triceps, et l'opérée travaille toute la journée sur le métier. Pourtant l'articulation n'a pas encore toute la force et toute la mobilité qu'elle avait il y a un an, c'est-à-dire dix-huit mois après l'opération.

Il y a peu de chose à ajouter ici. La faiblesse du raccourcissement, grâce à la reproduction d'une certaine longueur d'os, la présence de nouvelles saillies humérales et olécrânienne, les mouvements de pronation et de supination, la flexion à peu près normale comme étendue, ce sont là tout autant de résultats importants; mais ils sont suffisamment détaillés dans l'observation, pour qu'il soit inutile d'y revenir.

Nous insisterons seulement sur trois points :

1° *L'extension est active.* Elle l'a été surtout et très-manifestement avant l'arthrite de la nouvelle articulation ; celle-ci, en nécessitant l'immobilité, a amené une diminution notable dans l'énergie des fonctions musculaires, et, comme il est dit plus haut, en juillet 1866, l'extension n'était plus évidemment active. Mais elle l'est redevenue depuis que les muscles atrophiés par le repos ont repris du volume et de la force, et maintenant, c'est-à-dire en janvier 1867, on sent le triceps se durcir pendant l'extension, et l'on peut constater que ce mouvement est de nouveau actif.

2° Le résultat a été très-bon au point de vue des usages du membre. Cette femme a pu pendant toute une année, quinze mois même, reprendre ses anciennes occupations. Elle a, il est vrai, abusé de son nouveau coude, et, en l'exposant à l'humidité, en lui imposant des fonctions peut-être trop prématurément actives, elle a été atteinte d'une inflammation de cette articulation nouvelle, et cette arthrite n'est pas la partie la moins intéressante de son histoire.

Enfin, depuis qu'elle a de nouveau quitté l'Hôtel-Dieu, c'est-à-dire depuis le milieu d'octobre, elle se livre à un travail assez pénible, celui du métier pour le tissage des étoffes de soie, qui l'oblige à se servir tout le jour du membre opéré; malgré cela, l'amélioration s'est maintenue, elle s'est même accrue. On peut donc aujourd'hui regarder la guérison comme définitive; et, si les mouvements n'ont pas encore recouvré toute l'étendue et l'énergie qu'ils avaient il y a un an, nul doute qu'ils n'y arrivent en peu de temps.

3° *La solidité latérale est complète.* Si, dans l'observation précédente, nous avons vu une certaine mobilité persister dans ce sens, grâce à l'absence de soudure de l'olécrâne, ici au contraire le crochet cubital complet et continu emboîte exactement l'extrémité inférieure de l'humérus, on ne peut écarter les os de l'avant-bras de celui du bras, et l'on a comme résultat définitif la reproduction d'un véritable ginglyme : flexion et extension, pas de mouvements de latéralité. On a donc atteint pleinement le but de l'opération, ablation de l'articulation malade et régénération d'une articulation de même type.

Resterait à commenter un accident intéressant, l'arthrite du nouveau coude; mais nous aurons l'occasion d'y revenir plus loin.

Observation IV (M. Ollier, *loc. cit.*, p. 360).

Arthrite fongueuse suppurée. — Ostéite raréfiante sans nécrobiose graisseuse. — Résection du coude. — Formation d'un nouvel olécrâne, osseux et très-solide, sous la forme d'un crochet fortement recourbé, embrassant l'humérus et limitant l'extension. — Fracture accidentelle de l'extrémité inférieure de l'humérus portant sur l'os nouveau. — Inflammation vive et suppuration de la nouvelle articulation. — Guérison.

Baptiste Bain, 15 ans, entre le 20 juin 1865, salle Saint-Louis, n° 85, à l'Hôtel-Dieu de Lyon. Arthrite du coude survenue depuis six mois sans cause appréciable. Premier abcès ouvert au niveau de l'épicondyle; depuis lors de nombreux abcès se sont formés autour de l'articulation. Ils sont restés fistuleux; plusieurs se sont réunis de manière à former de larges plaies de mauvais aspect, couvertes de fongosités, et entourées de décollements sous-cutanés. Le pus qui s'écoulait de ces abcès était grumeleux, mal lié. Pas d'antécédents tuberculeux dans la famille; poumons sains; habitus général faisant cependant craindre des tubercules. Avant-bras presque complétement immobile, fléchi à 120 degrés, en demi-pronation. Le coude malade a un diamètre double au moins de celui du coude sain. On pénètre directement dans l'articulation par les larges plaies fongueuses qui se trouvent en arrière.

Opération le 25 juin. — Procédé décrit plus haut (chap. II, page 33). Périoste très-peu adhérent ; opération terminée en quinze minutes. Cautérisation au fer rouge des parties fongueuses de la plaie. Gouttière de fil de fer.

Examen des pièces anatomiques. — Le tissu osseux est friable ; il est atteint d'ostéite raréfiante, sans altération graisseuse ; la moelle qui est contenue dans les vacuoles du tissu spongieux est rouge ; les surfaces articulaires sont en grande partie dépouillées de cartilage. Sur les points où le cartilage existe encore, on l'enlève avec des pinces, sans le moindre effort ; il a perdu toute adhérence aux os, et les extrémités baignent dans la suppuration. Sur la coupe de l'humérus, qui a eu lieu à 55 millimètres au-dessus de la trochlée, on voit que le tissu osseux est composé par des lamelles concentriques assez friables ; la couche extérieure n'est pas plus épaisse que les autres ; il n'y a pas de tissu compacte proprement dit ; l'os a une structure feuilletée. Le cubitus est à peine raréfié et présente la même structure feuilletée. On a enlevé en tout une longueur de 75 millimètres, les os étant mesurés dans la situation où ils se trouvent dans l'extension complète, c'est-à-dire la trochlée emboîtée par la surface articulaire du cubitus. La portion du cubitus enlevée, mesurée à partir de la pointe de l'olécrâne, a 5 centimètres ; l'humérus, seul, a été réséqué sur une longueur de 55 millimètres.

Suites. — Phénomènes consécutifs assez simples au point de vue de l'état général ; l'état fongueux de la plaie fut seulement très-long à être modifié. Au bout de dix-huit jours, l'opéré quitte l'Hôtel-Dieu, et revient s'y faire panser tous les soirs. Au commencement d'août, on lui met un bandage amidonné avec une large fenêtre postérieure, après quoi il part pour la campagne, où il reste plus longtemps qu'on ne l'aurait désiré, car il demeura près de trois mois sans faire de mouvements méthodiques.

A son retour (novembre 1865), la cicatrisation était presque complète ; il n'y avait plus de douleurs. On le soumit immédiatement à une mobilisation méthodique ; douches et bains sulfureux. A ce moment la reproduction osseuse était très-avancée. En mesurant avec soin l'humérus, on ne trouvait qu'un centimètre et demi de raccourcissement au plus ; il y avait deux tubérosités très-épaisses, derrière lesquelles on sentait un olécrâne recourbé en crochet et aussi épais que l'olécrâne normal. C'est la rencontre de ce crochet avec la face postérieure de l'humérus qui arrêtait l'extension. Pas de mobilité latérale.

L'opéré commençait déjà à se servir efficacement de son bras lorsque, à la fin de février 1866, il fit une chute qui faillit avoir les plus graves conséquences. Il descendait en courant un escalier rapide ; le pied glissa, et tout le poids du corps porta sur la main et puis sur le coude réséqué. Il en résulta une fracture de l'extrémité inférieure de l'humérus, portant sur l'os nouveau. On sentait manifestement un fragment mobile de 15 millimètres de hauteur au niveau de l'épitrochlée. On immobilisa immédiatement l'articulation. Il y eut une suppuration abondante pendant une quinzaine de jours, puis tout rentra dans l'ordre ; mais il en résulta une roideur plus grande, et deux mois après, fin avril, quand le malade quitta l'Hôtel-Dieu, il n'avait qu'un mouvement de flexion de 10 degrés environ. Il a sensiblement grandi depuis dix mois, et cependant on ne constate que des différences très-minimes, soit entre les deux humérus, soit entre les os de l'avant-bras.

Humérus : Côté opéré . . . . 280 millim. 55 millim. retranchés.
Côté sain . . . . . 295 —

Cubitus : De la pointe de l'olécrâne à l'apophyse styloïde :

Côté opéré. . . . . . 240 millim. 50 millim. retranchés.
Côté sain . . . . . . 251 —

L'opéré est revu le 21 octobre 1866, et l'on a les mensurations suivantes :

Humérus sain, de l'angle postérieur de l'acromion au point le plus inférieur du condyle . . . . 302 milli.
Humérus opéré, de l'angle postérieur de l'acromion au point le plus inférieur du condyle. 287
Cubitus sain, de l'apophyse styloïde à la pointe de l'olécrâne. 257
Cubitus opéré de l'apophyse styloïde à la pointe de l'olécrâne. 247

Une chose est frappante quand on compare ces mesures à celles prises huit mois auparavant. Les os ont grandi depuis lors, mais ils sont toujours dans les mêmes rapports, c'est-à-dire qu'il y a, à 2 ou 3 millimètres près, la même différence entre le côté malade et le côté opéré. La théorie devait du reste le faire prévoir, car les extrémités cubitales des os du membre supérieur prennent une faible part à l'accroissement du membre.

Ce jeune homme est alors soumis à une mobilisation méthodique et forcée pour augmenter le jeu de l'articulation. A son entrée, il n'avait qu'un mouvement de 15 à 20 degrés, mais le membre était très-fort. En tirant avec la main sur le dynamomètre, il faisait aller l'aiguille au delà de 45 kilogrammes, et même jusqu'à 50 par secousses brusques. L'humérus étant fixé, le biceps pliait l'avant-bras avec une force de 10 kilogrammes.

Contractions énergiques du triceps. Extension arrêtée par le crochet olécrânien. Pas de mouvement de pronation ni de supination.

On commençait à obtenir plus de mobilité, surtout dans le sens antéro-postérieur. L'extension surtout avait gagné ; le radius lui-même commençait à tourner sur le cubitus daus les mouvements passifs. Lorsque, fin novembre, le jeune Bain a voulu aller reprendre son travail, il n'avait pas besoin, disait-il, de mouvements plus étendus ; il était conteut comme cela.

Ce fait est un exemple d'une reproduction osseuse aussi complète qu'on la puisse désirer, trop complète même en un certain point, le crochet de l'olécrâne. La forme des saillies osseuses nouvelles rappelle tout à fait celle des saillies normales du coude; quant à la défectuosité consistant dans une exagération de courbure du crochet qui termine l'olécrâne, elle est l'analogue de ce qui se produit, en pareil cas, chez les chiens auxquels on pratique une résection sous-capsulo-périostée du coude. Elle est due ici à ce que le membre a été trop longtemps maintenu dans le demi-flexion ; en le plaçant dans l'extension, et surtout en lui imprimant plus tôt des mouvements (ce qui a été impossible à cause des trois mois de séjour à la campagne de l'opéré avec son appareil inamovible), on eût certainement remédié à cet inconvénient, et empêché la production d'un crochet aussi exagéré. Cette courbure, cette forme défectueuse, sont un obstacle réel à l'extension qui se trouve par là bien vite limitée.

Une autre cause du peu d'étendue des mouvements de flexion et d'extension a été la fracture de la nouvelle épitrochlée, l'inflammation qu'elle a déterminée, et l'immobilité qu'elle a nécessitée; de là une diminution dans l'étendue des mouvements obtenus d'abord.

Ce qui est frappant chez ce jeune opéré, en même temps que le raccourcissement si faible (1 centimètre et demi pour l'humérus, 1 centimètre pour le cubitus, alors qu'on avait enlevé 55 millimètres du premier et 50 du second, en somme reproduction de 4 centimètres pour chacun d'eux), en même temps que la perfection de la forme du coude nouveau et des tubérosités humérale et cubitale de nouvelle formation, c'est la solidité latérale qui est complète, absolue. Dans ce cas, comme dans le précédent, ce n'est pas une pseudarthrose, c'est un véritable ginglyme que l'on a obtenu comme résultat définitif.

Une chose enfin sur laquelle nous ne pouvons nous empêcher d'insister, c'est le peu de temps qu'a duré l'opération : quinze minutes ont suffi. C'est là une réponse à ceux qui prétendent que les résections sous-capsulo-périostées du coude sont difficiles et demandent un temps fort long.

Observation V (M. Ollier, *loc. cit.*, p. 363).

Arthrite suppurée du coude. — Ostéite raréfiante des extrémités osseuses. — Résection sous-capsulo-périostée. — Bons résultats immédiats, malgré une fièvre typhoïde intercurrente. — Formation de renflements volumineux au niveau de l'extrémité inférieure de l'humérus. — Mort huit mois après l'opération.

A.-Jacques Lassard, 13 ans, entré à l'hôtel-Dieu de Lyon, salle St-Louis, le 29 octobre 1865. A l'entrée du malade, on constate : arthrite suppurée du coude ayant débuté il y a dix mois. Nouvel abcès ouvert depuis huit jours. Bras étendu, ne pouvant être fléchi volontairement. Le stylet pénètre dans l'articulation.

Opération, le 12 décembre.—L'opération est pratiquée très-régulièrement, avec les précautions que nous avons indiquées dans la description générale. On retranche 4 centimètres et demi de l'humérus, 12 millimètres du radius ; le cubitus est coupé au même niveau (mesurant 38 millimètres à partir de la pointe de l'olécrâne). L'olécrâne et l'extrémité de l'humérus sont surtout altérés ; il reste encore des débris de cartilage ramolli qu'on peut détacher avec les doigts ; tissu osseux raréfié et très-friable sur tous les points enlevés. Epiphyses non soudées ; cartilage de conjugaison non ossifié, malgré le voisinage de l'inflammation.

Les suites de l'opération furent d'abord assez simples : le malade ne souffrit plus ; le membre avait été placé dans une gouttière demi-fléchie. Malgré l'absence de souffrance, réaction générale vive pendant les dix premiers jours. La convalescence fut retardée par un érysipèle.

A la fin de janvier, survint une fièvre typhoïde. Au moment de l'invasion de cette maladie, la plaie allait parfaitement ; le malade commençait déjà à fléchir l'avant-bras par la contraction du biceps ; l'articulation se consolidait de jour en jour.

A la fin de la fièvre typhoïde, vingt-quatre jours après environ, les tissus étaient devenus flasques et sans consistance ; l'articulation était sans solidité. A la faveur de cette flaccidité des tissus, les os ont de la tendance à se déplacer, l'humérus en dehors et le cubitus en dedans. Six semaines après, la santé générale était rétablie, et l'état local s'étant amélioré, nous envoyons le malade à la campagne. Il n'y avait pas encore à ce moment de reproduction appréciable.

L'opéré revient un mois après dans un état très-satisfaisant. L'articulation a repris sa solidité ; l'avant-bras se fléchit volontairement ; la cicatrisation n'est pas complète cependant, mais on sent l'extrémité inférieure de l'humérus terminée par deux renflements latéraux très-marqués. L'état local allait s'améliorant de jour en jour, lorsque (juillet 1866) notre opéré mourut presque subitement, à la suite d'une maladie de quarante-huit heures sur laquelle nous n'avons pu être bien renseigné, mais qui paraît avoir été une fièvre scarlatine.

Une première particularité intéressante de cette observation, c'est ce fait que, malgré l'inflammation datant déjà de dix mois de l'articulation du coude, le cartilage de conjugaison n'était pas ossifié, et l'épiphyse inférieure non encore soudée à la diaphyse. C'est là une exception à ce qui se passe ordinairement en pareil cas.

Une seconde, c'est la rétrocession du travail réparateur déjà assez avancé sous l'influence de la fièvre typhoïde survenue six semaines après l'opération. On a là un exemple de l'influence qu'exercent les maladies aiguës sur la régénération osseuse, influence qui est toujours très-marquée, surtout si la reproduction est encore peu avancée ; il arrive alors non-seulement qu'elle est arrêtée, qu'elle ne progresse pas, mais encore qu'elle recule, que le travail déjà fait par elle est perdu. Ce fait le démontre suffisamment.

Il est regrettable que l'autopsie d'An.-Jacques Lassard n'ait pas pu être faite ; mais il n'est pas mort à l'Hôtel-Dieu, et il a été tout à fait impossible de procéder à une nécropsie. Celle-ci eût été fort intéressante ; examiner huit mois après la résection ce qui s'était reproduit de l'articulation enlevée, ces deux renflements latéraux de nouvelle formation de l'extrémité inférieure de l'humérus si appréciables au toucher, et montrer, par un exemple pris sur l'homme, la réalité de la production (au moins partielle à ce moment) de l'articulation du coude. Cela était fort désirable ; et nous regrettons, pour ce travail, qu'il n'ait pu être procédé à l'autopsie.

Observation VI.

Arthrite chronique suppurée du coude. — Résection sous-capsulo-périostée. — Reconstitution d'une articulation de type ginglymoïdal, solide dans le sens latéral, mobile dans le sens antéro-postérieur (Communiquée par M. Laroyenne.)

Genêt Fouquet, 39 ans, sabotier, entre à l'Hôtel-Dieu de Lyon, salle Saint-Sacerdos, le 30 octobre 1865. Arthrite chronique suppurée du coude droit, dont il souffre depuis vingt-six ans, c'est-à-dire depuis l'âge de 13 ans. Depuis cette époque, l'articululation était devenue presque complétement immobile ; cet homme pouvait pourtant par intervalles reprendre ses travaux.

A son entrée, on constate que la région du coude est sillonnée de dix à douze fistules, dont quelques-unes conduisent le stylet dans l'intérieur de l'article, sur les os dénudés. Les douleurs sont vives, s'irràdient le long de l'avant-bras jusqu'au petit doigt, qui est engourdi et fléchi légèrement.

Le 28 novembre 1865, on pratique la résection des extrémités articulaires, dont l'altération était trop avancée pour songer à un autre mode de traitement. Une incision sur le trajet du nerf cubital réunit les deux fistules les plus étendues ; de son extrémité inférieure en part une seconde qui va rejoindre une ouverture fistuleuse située sur l'olécrâne; le nerf cubital est mis à découvert et maintenu écarté. Les muscles et les parties fibreuses sont ménagés le plus possible, ainsi que le conseille M. Ollier; on les détache de l'os en laissant toutes ces parties se continuer entre elles; le tendon du triceps n'a pas été coupé, on l'a laissé se continuer avec le périoste cubital. Le périoste se décolle malgré nous sur l'humérus plus haut que nous ne le désirons, au-dessus du point où doit porter la section de l'os. Ce dernier est retranché dans une étendue de 4 centimètres et les extrémités des os de l'avant-bras dans une étendue de 3 centimètres, à compter de l'interligne articulaire, sans y comprendre la saillie de l'olécrâne (1).

Le membre est placé en position demi-fléchie dans un bandage amidonné ouvert à la partie postérieure interne de l'article; cette ouverture est recouverte par une attelle en fil de fer flexible faisant corps avec le bandage, le consolidant en arrière, et permettant, par son écartement, le facile écoulement du pus et les pansements de chaque jour.

Les suites de l'opération sont on ne peut plus simples; la convalescence n'est traversée par aucune complication. L'état général, très-satisfaisant, va de jour en jour s'améliorant. Le même appareil est maintenu jusqu'au 10 mai, époque de la complète cicatrisation de la plaie et du départ du malade qui quitte l'Hôtel-Dieu pour retourner à Belleville (Rhône), où il ne tarde pas à reprendre son métier de sabotier.

Cet homme est présenté douze mois après son opération à la Société des sciences médicales de Lyon, dans sa séance du 28 novembre 1866. Le membre droit, que nous avons négligé de mesurer avant l'opération, est raccourci de 5 centimètres si on le compare au membre gauche.

L'olécrâne est reproduit; l'extrémité inférieure de l'humérus est renflée, et offre deux saillies latérales représentant une tubérosité externe et une interne. Les mouvements dans le sens antéro-postérieur s'exécutent avec précision : l'extension est active et à peu près complète; la flexion atteint l'angle droit et le dépasse même de quelques degrés. Absence de mouvements actifs ou passifs de latéralité de l'avant-bras sur le bras. Les mouve-

(1) Les parties retranchées présentent l'aspect suivant : l'extrémité humérale est divisée en quatre fragments; le cubitus et le radius sont soudés ensemble. Sur les trois os le tissu osseux offre les caractères de l'ostéite dure, suppurée, et en quelques points ceux de la carie.

ments de pronation et de supination sont abolis, comme on devait s'y attendre après avoir constaté, ainsi que nous l'avons mentionné, la soudure des deux os de l'avant-bras.

En comparant, à l'aide du dynamomètre, la force maxima deployée, dans les mouvements de flexion de l'avant-bras sur le bras, par le membre sain et par le membre opéré, on constate une différence de 4 à 5 kilogrammes en faveur du premier. Mais le membre droit, c'est-à-dire celui qui a subi la résection, reprend sa supériorité normale, si on laisse à l'opéré la faculté d'exercer les tractions en s'aidant de toutes ces puissances contractiles. Il a repris depuis six mois les travaux de sa profession de sabotier, qu'il a pu exercer sans interruption jusqu'à ce jour.

On voit encore dans ce cas la reproduction d'une articulation de type ginglymoïdal; là encore, mobilité antéro-postérieure assez étendue, mobilité dans le sens latéral nulle; là encore extension active. Comme résultat, l'opéré a un membre supérieur à peu près aussi fort que le membre sain, et il s'en sert depuis le commencement de juin 1865 pour exercer une profession assez pénible, pour le membre droit du moins, c'est-à-dire celui sur lequel a porté la résection.

Un point à signaler, c'est le décollement du périoste huméral pendant l'opération plus haut qu'on n'aurait voulu; de là une section de l'os au-dessous du niveau jusqu'auquel il se trouvait dénudé. Malgré cela, l'extrémité humérale ainsi séparée de son périoste dans une certaine étendue, ne s'est nullement nécrosée, et ce qui avait pu inquiéter d'abord, n'a eu aucune suite fâcheuse.

On a pu voir que la reproduction osseuse avait été, chez cet homme, assez faible; on a enlevé 7 centimètres, il s'en est reproduit 2 à peine. Ce défaut de régénération s'explique suffisamment par l'âge du malade, 39 ans. Voici du reste les réflexions dont M. Laroyenne faisait suivre son observation en l'adressant à la Société de chirurgie à la fin de décembre 1866 :

« A l'âge où était le malade, je ne pouvais espérer qu'une reproduction très-incomplète des parties enlevées ; je signalerai cependant l'existence d'un olécrâne de nouvelle formation, point sur lequel on ne peut pas se tromper, à cause de la position superficielle de cette partie osseuse. Quant à l'humérus, il est terminé par une masse renflée s'articulant directement avec les os de l'avant-bras. L'humérus n'a pas été reproduit dans sa longueur ; les expériences de M. Ollier ont démontré du reste que, chez les adultes, il faut rechercher dans les résections articulaires la reconstitution de l'articulation et non la reproduction de la longueur des os. J'aurais pu obtenir peut-être une flexion bien plus étendue si l'état des parties m'eût permis d'imprimer plus tôt des mouvements au membre ; mais les parties molles étaient dans un tel état d'altération, que j'ai cru devoir laisser le membre opéré plusieurs mois dans le bandage inamovible. »

Observation VII.

Tumeur blanche du coude. — Résection sous-capsulo-périostée. — Solidité latérale du coude nouveau. — Mouvements de flexion et d'extension : extension active. — Raccourcissement presque nul. (Communiquée par M. Dron.)

Jean Miller est entré à l'Antiquaille le 9 mars 1864, à l'âge de 11 ans, pour y être traité d'une trichophytie tonsurante. Cet enfant, d'une constitution débile, avait déjà eu plusieurs manifestations scrofuleuses, entre autres une nécrose de deux métacarpiens, et une carie sous-orbitraire.

Quelques mois après son entrée, il se plaignit d'une douleur dans le coude droit. L'articulation était tuméfiée, les mouvements difficiles et incomplets. Au traitement antistrumeux général que suivait déjà l'enfant (huile de foie de morue, sirop d'iodure de fer, tisane de noyer) on ajouta des frictions avec la pommade iodée sur l'articulation malade. La lésion du coude paraissait s'améliorer lorsque, en février 1865, Miller fit une chute sur cette jointure. La contusion détermina l'apparition d'accidents aigus qui furent traités par des applications émollientes, des onctions avec l'extrait de belladone et l'extrait de ciguë, combinées avec l'immobilité du membre. Mais la tumeur blanche continua sa marche, la suppuration s'établit, et dans les premiers jours d'avril le pus s'ouvrit une issue à la partie externe de l'articulation. L'abcès resta fistuleux; mais l'arthrite devint moins douloureuse, ce qui permit de recourir au badigeonnage avec la teinture d'iode, qu'une nouvelle poussée inflammatoire survenue au mois de juin força d'interrompre pour revenir aux onctions narcotiques.

En août, cautérisation au fer rouge; plusieurs raies de feu sont pratiquées sur la tumeur blanche sans en enrayer la marche.

En novembre 1865, l'articulation est très-douloureuse : le malade ne peut la soulever. On sent des fongosités sous la peau. Trois fistules, situées en dehors et en arrière, donnent issue à une suppuration abondante; par elles on arrive avec le stylet sur des os atteints de carie. L'état général est grave. Le malade, affaibli par la suppuration, tombe dans le marasme. L'amputation est jugée nécessaire par toutes les personnes qui le voient.

Opération. — La résection du coude est pratiquée le 15 novembre 1865. Les incisions extérieures, faites de façon à passer par les ouvertures fistuleuses, donnent pour résultat le procédé de Roux, c'est-à-dire une incision verticale en dehors sur le milieu de laquelle tombe une incision transversale en arrière. L'articulation était ouverte; ligaments et synoviale en grande partie détruits par les fongosités. Le radius, dont on détache le périoste, est sectionné au-dessus de la tubérosité bicipitale. On luxe alors le cubitus, et raclant avec un fort scalpel son extrémité supérieure en arrière et en dedans, on en détache toutes les parties fibreuses, périoste et tendon du triceps; ce dernier est ainsi séparé de l'olécrâne et non coupé; puis on résèque cette extrémité supérieure du cubitus; la ligne de section passant à 2 centimètres au-dessous de la surface articulaire. L'extrémité inférieure de l'humérus, dépouillée également de son périoste, en redoublant de soin au niveau de la gouttière du nerf cubital qui n'est pas intéressé, est ensuite réséquée à 35 millimètres de l'interligne articulaire. Une seule artère, la récurrente radiale postérieure, avait été coupée et liée; mais les fongosités, dont la plus grande partie avait été excisée, fournissant une hémorrhagie en nappe, la plaie fut tamponnée avec de la charpie imbibée d'une solution étendue de perchlorure de fer, et maintenue par un bandage médiocrement serré. Le membre fut placé sur un coussin dans la position demi-fléchie.

Examen des parties réséquées. — Après la résection, les extrémités osseuses formant l'articulation, mises dans leurs rapports normaux, donnent une longueur de 5 centimètres et demi ; le cubitus, mesuré en y comprenant l'olécrâne, donne une longueur de 42 millimètres. Les surfaces articulaires sont à peu près complétement dépouillées de cartilage, la trochlée humérale est en partie détruite, la grande cavité sigmoïde offre partout à nu un tissu osseux raréfié, et en dedans elle présente comme une perte de substance, une cavité creusée dans l'os et admettant à peu près l'extrémité du petit doigt. Dans les parties moins malades, le tissu raréfié n'a plus sa consistance normale. Il y a une infiltration graisseuse des aoréoles du tissu spongieux épiphysaire.

Les suites immédiates de cette opération ne présentèrent rien de remarquable. Le membre opéré fut placé dans une gouttière coudée attachée à une demi-cuirasse solidement assujettie au tronc. Cet appareil était disposé de manière à assurer l'immobilité tout en permettant les pansements. Ceux-ci furent faits avec de la charpie imbibée d'abord d'eau de Pagliari, plus tard de vin aromatique. Le 10 décembre les os étaient bien cachés par les bourgeons charnus, et les lèvres des incisions réunies dans presque toute leur étendue. La suppuration était de bonne nature, et l'état général du malade déjà beaucoup amélioré.

A la fin de janvier 1866, Miller peut se lever, le membre toujours maintenu immobile dans son appareil. Plusieurs fistules communiquent avec le foyer de la résection. De petites esquilles se sont détachées à diverses reprises. Injections de vin aromatique à travers les fistules.

Pendant le cours de cette année (1866), le coude devient de moins en moins volumineux et douloureux ; les tissus acquièrent de la fermeté ; et, dès le mois de juin, Miller peut quitter son appareil et soutenir son bras avec une simple écharpe. Il commence aussi, vers la même époque, à essayer quelques mouvements de l'avant-bras sur le bras.

Actuellement (janvier 1867), le malade se sert de sa main droite pour manger, pour s'habiller ; il peut avec elle soulever de légers fardeaux. Le coude est médiocrement tuméfié et à peu près indolent ; il y existe encore quelques trajets fistuleux qui ne fournissent qu'une très-faible quantité de pus, et qui tendent à se cicatriser. On sent, en palpant le coude, des tissus résistants ; mais l'empâtement, qui existe encore, empêche de reconnaître bien nettement s'il y a reproduction osseuse. Cependant on est porté à le croire puisque le membre opéré, mesuré comparativement avec le membre sain, ne présente qu'*un centimètre* de raccourcissement.

L'avant-bras se tient fléchi à angle droit sur le bras. Mais il peut exécuter des mouvements de flexion et d'extension ; actifs, ces mouvements mesurent dans leurs limites extrêmes un arc de 20 degrés ; communiqués, ils doublent en étendue et plus, l'arc est alors de 45 à 50 degrés. *L'extension n'est pas seulement produite par la chute de l'avant-bras livré à son propre poids : elle est active, graduée, volontaire.* La pronation et la supination ne sont facilement exécutées par le malade que lorsque son avant-bras et son coude reposent sur un plan résistant ; ces mouvements, exécutés par l'opéré, ont une étendue moitié moindre qu'à l'état normal ; communiqués, ils ont toute l'étendue physiologique, et l'on peut facilement constater qu'ils ne consistent pas dans un mouvement d'ensemble des deux os de l'avant-bras sur l'humérus, mais bien dans une rotation du radius autour du cubitus.

Le coude est solide dans le sens latéral. La sensibilité du membre est intacte.

Les mouvements communiqués à l'avant-bras ayant au moins une étendue double de celle des mouvements actifs exécutés par Miller, on peut espérer que par l'exercice et l'amélioration de l'état général retentissant sur l'énergie de ses muscles, cet enfant récupérera à peu près tout le jeu du coude. La santé générale est assez bonne.

Ainsi, chez ce garçon profondément scrofuleux, à santé délabrée, à constitution éminemment débile, on a pu obtenir de la résection du coude les résultats suivants :

1° Raccourcissement de 1 centimètre seulement après l'ablation d'une longueur d'os de 5 centimètres et demi ;

2° Extension active ;

3° Solidité latérale ;

4° Mouvements actifs de flexion, de pronation, de supination. En somme, raccourcissement presque nul, articulation ginglymoïdale avec ses mouvements actifs. Remarquons enfin que si ces résultats ne sont pas encore complets, si les mouvements n'ont encore qu'une étendue bornée, s'il y a encore un peu de gonflement au niveau du nouveau coude, il est déjà beau d'avoir obtenu tout ce que l'on a aujourd'hui sur un sujet scrofuleux et débile comme Miller.

Observation VIII.

Arthrite chronique suppurée. — Résection sous-capsulo-périostée du coude. — Mort au quarante-troisième jour après l'opération. — Autopsie. (Communiquée par M. Gayet.)

Antide Mermet, 30 ans, cantonnier, entre à l'Hôtel-Dieu de Lyon, salle Saint-Louis, le 7 mars 1866.

Il y a deux ans, gonflement du coude, douleur, gêne des mouvements, puis bientôt après ouverture d'une fistule à la face postérieure de l'articulation, un peu au-dessus de l'olécrâne. Après une amélioration momentanée, nouveaux accidents inflammatoires et ouverture de deux nouvelles fistules donnant issue à une suppuration assez abondante.

A l'entrée du malade à l'Hôtel-Dieu, l'avant-bras est dans la demi-flexion, les mouvements sont fort bornés et très-douloureux; deux des fistules sont postérieures et conduisent le stylet, à travers des fongosités, dans l'intérieur de l'article, sur les os dénudés dans l'intérieur desquels il pénètre. Les mouvements des doigts sont difficiles. Pas de réaction générale. Atrophie du bras et de l'avant-bras. La carie des os, la communication de l'article avec l'extérieur par plusieurs fistules, la position vicieuse du membre, les poussées inflammatoires dont il est le siége, la vigueur du malade, tout engage à une résection.

Opération le 21 *mars*. Le malade endormi, on fait en arrière une incision médiane de 12 centimètres environ, allant jusqu'aux os. On écarte de chaque côté les parties molles en raclant leurs insertions aux os, et détache le périoste avec la sonde-rugine; ce temps de l'opération est exécuté avec le plus grand soin. Une fois l'humérus dénudé, on le scie à une hauteur de 5 centimètres environ; le cubitus est dénudé de la même manière, puis scié au-dessous de l'apophyse coronoïde; de même enfin pour le radius, dont la tête est encore saine et recouverte de cartilage, sauf en un point où elle est en contact avec le cubitus. Tous les ligaments sont ramollis, fongueux, et se détachent avec facilité.

La résection achevée, on place quatre points de suture en haut, deux en bas, laissant une ouverture centrale. Le membre est placé dans une gouttière coudée. Au réveil du malade, on constate l'intégrité du nerf cubital.

Examen des parties osseuses enlevées. La portion réséquée de l'humérus présente à la fois des signes d'ostéite raréfiante, de carie, et de réparation ; d'une manière générale, l'os est augmenté de volume. A la partie antéro-interne de la trochlée, le cartilage est détruit et remplacé par une surface ulcérée ; sur le reste de la surface articulaire, le cartilage s'enlève comme une membrane ; la cavité olécrânienne est remplie de fongosités rouges et molles ; de grandes cavités sont creusées çà et là dans l'os. La coupe porte en plein tissu compacte, et sur la tranche on distingue l'humérus primitif recouvert d'une mince couche compacte se traduisant à la surface par une foule de petites éminences mamillaires, de rugosités, résultat d'ostéite. L'extrémité du cubitus présente les mêmes lésions : le cartilage est détruit sur toute la surface articulaire ; le corps de l'os est creusé d'un véritable abcès ; sa surface en contact avec le radius est médullisée et couverte de fongosités ; en arrière, ostéite condensante. La coupe porte aussi sur un point où l'os est condensé. La tête du radius n'est malade qu'au niveau de son contact avec le cubitus.

Les os étant placés dans leurs rapports normaux, la hauteur enlevée est de 7 centimètres.

Suites. Le 26, cinq jours après l'opération, apparition à la face postérieure de l'avant-bras d'un érysipèle léger qui a disparu le 28.

Le 30 mars, nouvel érysipèle qui débute par le devant de la poitrine, gagne les épaules et le cou le 31, la face le 3 avril. Les bords de la plaie se gonflent, deviennent un peu diphthéritiques. Le 9 avril, l'érysipèle avait cédé.

A partir de ce moment, la plaie prend bon aspect, le bourgeonnement est assez actif. Mais bientôt, le 21, survient de la diarrhée, la suppuration est plus abondante. Le 29, frisson qui dure dix minutes, puis est suivi de fièvre, d'agitation. Dès lors pouls à 120, langue sèche, pâleur.

Mort le 2 mai à cinq heures du matin.

Autopsie. L'autopsie a permis de constater que le foyer de la résection était constitué par une coque fibreuse incrustée çà et là de plaques osseuses nouvelles; les extrémités des os étaient le siége d'une médullisation qui avait déjà eu pour résultat de détruire les parties anguleuses, et à coup sûr rien ne se passait là qui pût faire penser à une régénération de l'os par les os eux-mêmes. Quelques débris osseux faciles à détacher baignaient aussi dans le pus.

Ce fait montre un commencement de réparation par la gaîne capsulo-périostique, réparation qui n'était encore que rudimentaire, puisqu'on a simplement trouvé la coque fibreuse incrustée par places de plaques osseuses. Du reste, à l'âge de l'opéré et après les terribles complications qui s'étaient succédé, après aussi un temps si faible, car il a succombé le quarante-troisième jour, on ne pouvait espérer trouver davantage.

Observation IX (M. Ollier, *loc. cit.*, p. 364).

Ostéo-arthrite suppurée du coude sans fongosités. — Accidents aigus. — Résection de l'articulation. — Guérison. — Reconstitution de l'articulation sur le type des ginglymes. — Au bout de trois mois, mouvements de flexion et d'extension déjà très-étendus. — Grande solidité latérale de la nouvelle articulation.

Françoise Marnu, 28 ans, entrée à l'Hôtel-Dieu le 7 juin 1866, salle Sainte-Marthe, souffre depuis trois ans dans l'articulation du coude gauche; abcès, probablement périarticulaire au début, car la malade, tout en souffrant de temps à autre, avait pu reprendre son travail. Huit jours avant l'entrée à l'Hôtel-Dieu, ouverture spontanée d'un nouvel abcès qui avait été précédé de douleurs intenses. Gonflement de la région du coude, s'étendant jusqu'au milieu de l'avant-bras; douleur s'exagérant au moindre mouvement et privant la malade de sommeil depuis plusieurs jours; pouls à 120. Le mal faisant des progrès, on décide l'opération.

Opération le 13 juin. — Elle est pratiquée d'après les règles exposées plus haut (*Procédé opératoire*, p. 33). Les portions excisées mesurent 7 centimètres quand elles sont placées dans leur situation normale.

Examen des pièces enlevées. — Ostéite superficielle, sans ramollissement des os. Du côté de l'humérus, destruction presque complète du condyle, érosion du cartilage de la trochlée. Du côté du cubitus, pas d'augmentation de consistance de l'os, comme pour l'humérus; érosion du cartilage, qui a disparu sur une partie de la surface articulaire.

Suites immédiates très-simples. Après l'opération, les douleurs disparaissent; la fièvre tombe au huitième jour. Le bras a été constamment maintenu dans une gouttière coudée à angle obtus.

Le 1er septembre, on commence à imprimer chaque jour des mouvements passifs à l'articulation. Ils s'exécutent sans douleur. On sent déjà à la place de l'olécrâne un tissu ostéoïde, constituant une masse de 2 centimètres, mobile sur le cubitus. Renflements de même consistance à la place des tubérosités humérales enlevées.

Le 15 octobre, la malade exécute déjà des mouvements actifs de flexion; le coude a une forme à peu près normale. Pas de dépression au niveau de l'articulation. Les pansements ayant été bien dirigés, il n'y a pas eu de tendance à la subluxation de l'humérus en dehors. L'extrémité inférieure de l'humérus semble seulement un peu portée en avant, mais elle n'empêche pas les mouvements actifs de flexion, qui se font d'une manière complète. L'olécrâne de nouvelle formation est formé par un tissu qui durcit de jour en jour; il est encore mobile, mais vaguement, sur le reste du cubitus. L'articulation est très-solide latéralement; les os de l'avant-bras ne ballottent pas sur l'humérus. Les mouvements volontaires de flexion s'exécutent selon un angle de 40 degrés. Il y a déjà des mouvements passifs et actifs de pronation et de supination. Au point de vue de la forme du coude, de la mobilité antéro-postérieure et de la solidité latérale, on croit pouvoir espérer un résultat plus complet encore que dans les cas précédents. L'opération a été faite rigoureusement d'après le procédé exposé plus haut, et les soins consécutifs ont été très-rationnellement dirigés. Entre la pointe de l'olécrâne et l'apophyse styloïde du côté opéré, il n'y a déjà qu'une différence de 10 à 12 millimètres en moins, relativement à la distance qui sépare les mêmes points du côté sain.

Décembre 1866. Les mouvements gagnent de jour en jour, la pronation et la supination s'exécutent dans les diverses positions de l'avant-bras; l'extension est active. Dans les derniers jours du mois, à la suite d'un mouvement de flexion forcée, la malade a éprouvé un craquement et une douleur à la partie postérieure de l'articulation. Il en est résulté un peu d'inflammation qui a forcé d'interrompre les mouvements et de maintenir le membre en repos. Au bout de quelques jours, tout est dissipé.

28 janvier 1867. Il n'existe plus aucune fistule; toute trace d'in-

flammation a disparu, et le coude au point de vue de la forme est parfait. On trouve à la partie postérieure une saillie olécrânienne considérable, et sur les côtés on sent des renflements au niveau des tubérosités interne et externe de l'humérus.

Les mouvements sont faciles et étendus :

La flexion active amène l'avant-bras à ne faire plus qu'un angle de 45 degrés avec le bras ; passive, elle est à peu près complète.

L'*extension active* est fort étendue ; quand elle est complète, l'angle obtus formé en avant par le bras et l'avant-bras a une ouverture de 160 degrés. L'extention passive ne peut être portée plus loin, sans produire de la douleur.

La pronation active est encore incomplète ; passive, elle est complète.

La malade peut facilement porter la main sur le cou derrière la tête.

Voici maintenant le résultat des mensurations :

1° Humérus : de l'angle inférieur de l'acromion au point le plus saillant l'épicondyle :

Côté sain. . .	290	millimètres.
Côté opéré . .	265	—
Différence. . .	25	—

2° Cubitus :

Côté sain. . .	240	millimètres.
Côté opéré . .	228	—
Différence. . .	12	—

3° Membre étendu, le bras faisant un angle de 160 degrés avec l'avant-bras :

Côté sain. . .	540	millimètres.
Côté opéré . .	495	—

Il y a ici quelques remarques à faire sur les résultats.

Tout d'abord, on voit que la régénération osseuse n'a pas été très-complète ; on a enlevé 7 centimètres d'articulation, il s'en est reproduit 2 et demi, puisqu'il reste encore 4 centimètres et demi de raccourcissement. Mais si l'on analyse, on trouve que : 1° pour l'humérus pris isolément, il reste une différence de 25 millimètres ; la portion d'humérus enlevée en mesurait 47, il s'en est donc reproduit 22 millimètres, plus de 2 centimètres; 2° pour le cubitus, 32 millimètres avaient été retranchés, la différence entre les deux cubitus est actuellement de 12 millimètres, donc il y a eu régénération de cet os sur une longueur de 2 centimètres. En somme, ce résultat est encore bien satisfaisant. Il faut du reste se rappeler que, même dans les expériences les plus favorables, on ne recouvre jamais toute la longueur du membre après la résection totale d'une articulation; et, à l'âge où se trouvait cette malade, recouvrer 2 centimètres et demi sur 7 de vrai tissu osseux est très-satisfaisant; surtout si l'on pense que, lorsqu'on enlève périoste et capsule, le raccourcissement reste le même qu'au moment de la résection, le membre perd toute la longueur des os retranchés.

Mais, si l'on n'a pas dans ce cas obtenu comme régénération en longueur un succès aussi beau que dans plusieurs des faits relatés plus haut, comme chez le sujet de l'observation 7 par exemple, qui n'a que 1 centimètre de raccourcissement, on a du moins, et c'est là le point capital, le but véritablement important de l'opération, on a obtenu la reproduction d'un ginglyme. L'articulation nouvelle est très-solide latéralement, comme un coude normal, et elle présente une grande mobilité antéro-postérieure. Si la reproduction osseuse n'a pas été suffisante pour donner au membre opéré une longueur presque normale, elle l'a été assez pour produire un crochet cubital, nettement accusé en arrière par un olécrâne considérable, crochet qui embrasse solidement une nouvelle extrémité inférieurehu mérale, large transversalement et terminée par deux tubérosités latérales.

Enfin, nous devons dire que la forme extérieure du

nouveau coude présente tout à fait l'aspect d'une région cubitale ordinaire; au point de vue morphologique comme au point de vue physiologique, ce résultat est un des plus beaux qui se puissent obtenir.

Observation X.

Arthrite chronique suppurée du coude datant d'un an et demi. — Résection sous-capsulo-périostée. — Reproduction de l'olécrâne et de l'épitrochlée. — Bon résultat au point de vue de la forme. — Nouvelle articulation de type ginglymoïdal. (Communiquée par M. Gayet.)

Étienne Bonnefond, âgé de 36 ans, entre à l'Hôtel-Dieu, salle Saint-Louis, n° 18, le 12 mai 1866. — Chute sur la main droite en octobre 1864, gêne dans les mouvements du coude; reprise du travail au bout de huit jours. Alternatives jusqu'en juillet 1865; à cette époque, formation à la partie postérieure du bras, à 7 centimètres au-dessus de l'articulation, d'une petite tumeur dure qui se ramollit bientôt et s'ouvre en novembre en laissant écouler une sérosité abondante. A partir de ce moment, douleur plus vive, gonflement du coude; gêne, puis impossibilité à peu près complète des mouvements.

A son entrée, on constate l'état suivant : gonflement péri-articulaire, mouvements impossibles, douleur vive, la fistule de la partie postérieure (ouverte en novembre) conduit le stylet à travers des fongosités sur l'épicondyle non dénudé. Amaigrissement, faiblesse, sueurs nocturnes, crachats muqueux; une auscultation attentive ne fait reconnaître aucun signe de tuberculisation.

Malgré l'immobilité dans une gouttière et un traitement continué pendant trois mois, on n'obtient aucune amélioration; au contraire, il a fallu ouvrir plusieurs abcès. En présence de cet état, M. Gayet se décide à faire la résection.

20 août. L'état général est resté le même; les grandes fonctions s'accomplissent bien; les poumons n'offrent rien de suspect. Le gonflement, surtout marqué au côté externe, s'étend assez loin. Six fistules: une, à la partie inférieure du bras, conduit dans un vaste clapier situé entre l'humérus et la face profonde du triceps; deux autres peu profondes, fongueuses, d'une exploration très-douloureuse, à la face externe de l'articulation; trois autres, semblables, à la partie antérieure, sur l'avant-bras, dans la gouttière intermusculaire. Mouvements toujours impossibles.

Opération. Incision postéro-externe, commencée à 8 centimètres au-dessus de l'article, longe le bord externe du triceps, puis s'infléchit au niveau de l'olécrâne pour venir gagner la face postérieure du cubitus qu'elle longe pendant 6 centimètres. Cette incision de 14 centimètres va jusque sur le tissu osseux intéressant le périoste. Celui-ci est facilement séparé à l'aide de rugines; puis on résèque 7 centimètres d'humérus, 5 du cubitus y compris l'olécrâne, et toute la tête du radius.

Examen des pièces pathologiques. — 1° *Humérus.* La partie enlevée est remarquablement dépouillée de périoste, et, à l'épicondyle et à l'épitrochlée où s'insèrent les ligaments latéraux, il ne reste que quelques débris insignifiants de tissu fibreux, ainsi que le long de l'arête externe de l'os. L'os présente les lésions suivantes : destruction de tout le cartilage articulaire et de la surface osseuse qui le supporte; ostéite raréfiante, avec médullisation de plusieurs points de cette surface recouverte ailleurs de fongosités. Sur la portion inférieure du corps de l'humérus, le périoste, siége d'une irritation de voisinage, a déposé une couche assez épaisse de stalactites osseuses, denses, mais perforées d'une foule de trous vasculaires. Sur la coupe, on voit très-bien la ligne de démarcation de cette couche de nouvelle formation d'avec l'os primitif, dont le canal agrandi est lui aussi le siége d'une médullisation évidemment exagérée, si bien que le même fragment osseux est le siége d'une raréfaction d'un côté, d'une condensation de l'autre.

2° *Cubitus.* Fragment de 5 centimètres. Il reste à la face postérieure de l'olécrâne quelques rares débris fibreux appartenant aux insertions du triceps, mais en trop petite quantité pour qu'on puisse penser que les insertions de ce muscle aient été séparées de la coque fibreuse restée dans la plaie. La face articulaire de l'olécrâne est remplie de fongosités, substituées au cartilage disparu et à la couche osseuse sous-jacente. En somme, cette portion enlevée est raréfiée, la croûte dense superficielle repose sur des cavités médullaires agrandies; la section montre une surface graisseuse au centre.

3° *Radius.* La surface articulaire présente les mêmes altérations; ostéite raréfiante très-prononcée.

Longueur totale enlevée, os dans leurs rapports normaux : 9 centimètres.

Trois points de suture métallique, laissant une assez large ouverture centrale ; membre opéré placé dans une gouttière coudée.

Le 22 août, surlendemain de la résection, survient un érysipèle qui dure sept jours, s'accompagnant d'une réaction vive, d'un pouls fréquent; frisson, le 28 ; le 31, suppuration abondante s'écoulant mal; clapier à la partie antéro-externe de l'article, contre-ouverture, drain, injections. Amélioration à partir du 6 septembre. L'inflammation se limitait, le malade reprenait de l'appétit et des forces, quand, le 3 octobre, survint une nouvelle complication : c'est une tumeur fluctuante à la partie supéro-antérieure de l'épaule, abcès autochtone symptomatique qu'on ouvre au caustique; il se vide le 5, et, le 6, le malade part pour la campagne, à Régnié (Rhône), où il trouvera les soins d'un médecin éclairé.

On a de ses nouvelles fin octobre; il est un peu plus fort, mais est affecté d'une diarrhée assez abondante, et le médecin qui le soigne dit avoir trouvé quelques troubles du côté des poumons. L'état local est bon; il ne reste qu'une fistule; la main et les doigts peuvent exécuter quelques mouvements. L'abcès de l'épaule s'est ouvert dans l'aisselle et a abondamment suppuré.

Cet homme rentre à l'Hôtel-Dieu dans les derniers jours de l'année 1866. Voici son état à la date du 3 février 1867 :

Le gonflement est encore assez notable, et il reste trois fistules : une peu profonde au-dessous de l'épitrochlée; une seconde, profonde, au niveau de l'olécrâne, passant en dehors du tendon du triceps, mais ne conduisant pas sur un os dénudé; une troisième, au niveau de l'extrémité inféro-externe de l'humérus, et qui a donné passage ces jours derniers à une petite lamelle osseuse nécrosée; le même fait s'était produit durant le séjour du malade à la campagne.

Les seules parties nettement reproduites sont l'olécrâne dont le crochet est très-prolongé, et l'épitrochlée dont on sent la saillie aussi proéminente qu'à l'état normal; à la partie externe, l'humérus se termine sans saillie bien sensible. Voici maintenant le résultat des mensurations :

1° *Longueur totale du membre*, de l'angle postérieur de l'acromion à l'apophyse styloïde du cubitus, en passant sur l'olécrâne, dans l'extension :

Côté sain,	575	millimètres.
Côté opéré,	515	—

2° *Humérus*, de l'angle postérieur de l'acromion au condyle (ce dernier étant peu nettement reproduit du côté opéré, cette mensuration manque de rigueur) :

Côté sain, 320 millimètres.
Côté opéré, 260 —

Du même point supérieur à l'épitrochlée :

Côté sain, 320 millimètres.
Côté opéré, 265 —

3° *Cubitus*, de la pointe de l'olécrâne à l'apophyse styloïde :

En contournant l'olécrâne :	Côté sain,	277	millimètres.
	Côté opéré,	267	—
En ne le contournant pas :	Côté sain,	250	—
	Côté opéré,	230	—

Mouvements. Les mouvements de flexion et d'extension s'exécutent d'une manière convenable malgré le gonflement du coude. L'avant-bras peut, dans les mouvements *volontaires*, décrire un arc de 65 degrés ; on peut, dans les mouvements *communiqués*, augmenter cet arc soit dans le sens de l'extension, soit dans celui de la flexion, jusqu'à lui faire atteindre 105 degrés, l'extension maximum étant de 160 degrés, la flexion maximum de 55. L'extension est *active*, elle est plus limitée que la flexion; mais on sent le triceps se durcir d'une manière très-remarquable ; quant à la flexion, elle s'exécute avec une certaine vigueur. La solidité latérale n'est pas tout à fait complète.

Ce fait est encore récent ; aussi ne peut-on s'attendre à trouver parfaitement reproduite une articulation du coude cinq mois seulement après l'opération ; on n'a donc pas encore comme reproduction osseuse, comme solidité, et comme étendue de mouvements, tout ce que l'on est en droit d'attendre de cet opéré.

Et d'abord, comme reproduction osseuse. Remarquons que le sujet de cette observation a 36 ans, et qu'à cet âge on ne peut attendre du périoste une régénération bien considérable. La longueur totale du membre donne 6 centimètres de raccourcissement, on en avait enlevé 9, donc 3 environ se sont reproduits; mais, ce qui est plus important, il s'est formé un nouvel olécrâne sur lequel s'incère le triceps, il y a une épitrochlée de nouvelle formation aussi saillante que la même tubérosité à l'état normal; il y a donc là de bonnes conditions pour la reconstitution d'une articulation ginglymoïdale, et si la solidité latérale n'est pas encore aussi complète qu'on pourrait le désirer, peut-être faut-il l'attribuer à la reproduction insuffisante de la tubérosité externe de l'humérus.

Comme mouvements : L'extension est active, elle n'est pas encore très-énergique, mais elle le deviendra certainement bien davantage, car dans ce mouvement on sent le triceps se durcir mieux peut-être que sur aucun des malades dont nous ayons déjà rapporté l'observation; la flexion active est énergique, on peut facilement s'en rendre compte en essayant de s'opposer à ce que le malade fléchisse son avant-bras. En somme, dans les mouvements actifs l'avant-bras décrit un axe de 65 degrés, c'est un résultat déjà beau au bout de cinq mois, sur un sujet dont la convalescence a été traversée par de graves complications.

Quant aux mouvements de pronation et de supination, ils sont limités, même passifs; cependant il s'en produit de réels et d'actifs, et nul doute qu'ils ne s'étendent.

En résumé, opération trop récente encore pour qu'on en puisse avoir les résultats définitifs, soit au point de vue de la reproduction articulaire, soit au point de vue des mouvements; néanmoins, reproduction osseuse aussi belle qu'on peut l'attendre à cet âge, et mobilité *active* déjà suffisamment étendue.

Observation XI (M. Ollier).

Arthrite chronique du coude droit; ankylose consécutive. — Résection sous-capsulo-périostée. — Résultat sept mois après l'opération.

Marie Pain, âgée de 34 ans, entre à l'Hôtel-Dieu de Lyon, salle Sainte-Marthe, n° 2, le 10 septembre 1866. Cette femme a eu trois enfants ; des deux premiers, qui sont vivants, l'un a des adénites scrofuleuses cervicales; le troisième accouchement a eu lieu il y a quatre mois, à terme ; l'enfant est mort trois mois après.

Il y a quatre ans, Marie Pain vit apparaître au genou droit, au côté externe de l'articulation, une tumeur qui disparut bientôt sans traitement. Puis elle eut successivement une série d'abcès au cou et à la joue (côté gauche) ; ces abcès ont suppuré assez longtemps, et sont maintenant guéris. Au moment où se montraient ces divers accidents, le coude droit à augmenté de volume et est devenu douloureux ; puis, au bout de quelque temps, l'articulation a suppuré, et tout autour d'elle se sont ouverts de nombreux abcès auxquels ont succédé des trajets fistuleux. Actuellement gonflement du coude droit, douleur spontanée; trajets fistuleux en avant, en arrière, sur les côtés de l'articulation ; d'autres, récemment ouverts, se trouvent à la partie inférieure et antérieure de l'avant-bras, et un à la réunion du tiers moyen avec le tiers inférieur du bras. Tous conduisent sur des surfaces osseuses dénudées et altérées. L'avant-bras est immobilisé sur le bras dans une position telle qu'il forme avec lui un angle de 120 degrés ouvert en avant. L'ankylose est complète ; tout mouvement est impossible (1).

Opération le 17 septembre. — La résection est décidée ; mais, avant de la pratiquer, et la malade une fois éthérisée, M. Ollier se livre à une nouvelle exploration : il constate une fois encore l'impossibilité d'imprimer des mouvements au coude, non plus qu'au radius sur le cubitus ; en outre, en introduisant le stylet par les divers trajets fistuleux, il s'assure que l'ostéite n'a pas seulement envahi les extrémités cubitales des os du bras et de l'avant-bras, mais encore une partie assez étendue du cubitus et sur-

(1) Les muscles du bras et de l'avant-bras, condamnés à l'inaction depuis plusieurs années, sont dans un état très-avancé d'atrophie ; ils ont bien perdu les deux tiers de leur volume.

tout de l'humérus. Malgré cela, l'opération est décidée; on la pratique de la manière suivante :

1° Une incision verticale de 10 centimètres environ est faite à la région externe du coude; puis, en agrandissant l'ouverture d'un des trajets fistuleux situés à la partie interne et postérieure de l'articulation, on va à la recherche du nerf cubital ; celui-ci une fois trouvé est confié à un aide qui le soulève en même temps que le tendon du triceps au moyen d'un crochet mousse.

2° Par ces deux incisions on fait passer, en l'introduisant par l'incision interne, une scie de Langenbeck, et des aides écartant avec des crochets mousses les lèvres antérieures de ces incisions, M. Ollier scie l'extrémité inférieure de l'humérus.

3° A ce moment, en luxant la partie de l'humérus sciée, il est facile de mettre le bras dans l'extension complète, et l'opération se continue et se termine par les procédés habituels; les os sont ruginés, les tendons et le périoste détachés, en sacrifiant néanmoins et avec intention une portion du périoste. Les os de l'avant-bras sont sciés. La surface de la plaie, couverte de fongosités, est modifiée par une légère cautérisation au fer rouge.

L'opération a duré trente-cinq minutes.

La longueur totale des os enlevés est de 10 centimètres environ.

Le membre est placé dans une gouttière ouverte à 120 degrés; le nerf cubital a été très-légèrement intéressé dans l'incision interne destinée à le découvrir au milieu de tissus fongueux.

Examen des os enlevés. — Les trois os qui constituent l'articulation réséquée sont complétement soudés entre eux; on ne distingue pas d'interligne articulaire, si ce n'est vers l'olécrâne qui est aplati, déformé et soudé à l'humérus. Bref, toute articulation a disparu, il y a fusion osseuse. La surface olécrânienne est hérissée d'ostéophytes. Les os sont superficiellement altérés, sans raréfaction ni ramollissement prononcés; fongosités au pourtour de l'olécrâne. La portion enlevée a les dimensions suivantes :

1° En suivant la courbure postérieure, 105 millimètres.

2° En suivant la courbure antérieure, de l'humérus au cubitus, 55 millimètres.

3° En suivant la courbure antérieure, de l'humérus au radius, 50 millimètres.

18 septembre. État très-satisfaisant, peu de douleur; nuit bonne.

On constate que dans l'annulaire et le petit doigt la sensibilité, sans être abolie, est au moins assez obstuse ; si l'on touche un des deux derniers doigts, la malade sent bien que c'est l'un d'eux qui est touché, mais elle ne sait distinguer lequel.

Les suites ne présentent pas du reste d'incident anormal. Les pièces de pansement sont arrosés d'une solution étendue de perchlorure de fer, employée à la fois comme désinfectant et comme préventif de l'érysipèle. Un bandage plâtré appliqué le 1er octobre, est enlevé deux jours après, la malade n'ayant pu le supporter ; on place alors le membre opéré dans une gouttière faite *ad hoc*, et qui permet à la malade de se lever, de descendre à la cour. Les mouvements de la main et des doigts se font très-bien, la sensibilité de l'annulaire est complétement revenue depuis plusieurs jours, celle du petit doigt est maintenant à peu près normale.

15 octobre. La gouttière appliquée ces jours derniers ne peut être supportée à cause de la grande maigreur de l'opérée ; on replace donc le membre dans la gouttière employée après l'opération.

2 novembre. La cavité laissée par l'ablation des parties osseuses est remplie de bourgeons charnus qui n'ont encore rien d'osseux. Les surfaces de section des os ne peuvent plus être senties. La malade ne peut produire *activement* que des mouvements insignifiants ; ce qui s'explique par l'état d'atrophie considérable des muscles avant l'opération. Pour y remédier on a recours à l'électrisation. Les mouvements passifs sont étendus; non douloureux ; on en imprime tous les jours.

3 décembre. Les muscles ont repris un peu de vigueur, la malade commence à faire des mouvements actifs de flexion ; mais l'extension n'est pas encore manifestement active. La plaie est à peu près entièrement cicatrisée. Marie Pain quitte l'Hôtel-Dieu.

Le 5 février 1867. — Elle rentre : l'état général est excellent, et l'état local est aussi satisfaisant qu'on pouvait l'espérer. La tuméfaction est encore assez notable, et la suppuration n'est pas encore entièrement tarie.

Pour ce qui est des mouvements, la flexion passive amène l'avant-bras à ne plus faire qu'un angle de 45 degrés avec le bras ; l'angle maximum pour l'extension passive est de 135 degrés ; il n'est question bien entendu que des mouvements qui s'impriment sans causer de douleur. Les mouvements actifs ne sont pas aussi satisfaisants : cependant le biceps commence à revenir à son volume et à ses fonctions, on le sent manifestement se contracter quand la malade cherche à fléchir son avant-bras, et l'on peut dire sans exagération qu'il se meut sur un arc de 7 à 9 degrés. Quant à l'extension active elle est tout à fait rudimentaire ; mais si l'on ne sent pas le triceps se contracter en masse, il est cependant le siége de contractions fibrillaires très-manifestes. Pas de mouvements du radius autour du cubitus.

La reproduction n'est pas non plus extrêmement avancée, et la tuméfaction des tissus au niveau du coude rend encore la mensuration incertaine, au moins pour l'humérus. Cependant on sent à la partie inférieure de ce dernier des renflements assez durs, analogues aux tubérosités. Quant au cubitus, il peut être exploré d'une façon beaucoup plus complète. Au niveau de l'olécrâne, on peut facilement sentir une masse ostéoïde de nouvelle formation, très-évidente.

En contournant cette pointe dans les mensurations, on trouve comme longueur du cubitus :

Côté opéré	23 centim.
Côté sain	25 —

Évidemment ce fait est encore trop récent pour que les résultats en puissent être nettement appréciés, et, bien que nous nous soyons attaché à avoir des renseignements les plus récents possible, les derniers, datant du 7 février, ne sont donnés en somme que quatre mois et demi après l'opération. Quoi qu'il en soit, on peut toujours étudier ce qui a été obtenu jusqu'à ce jour, en prenant garde que ce n'est encore que le commencement, le présage de ce que l'on doit espérer.

Comme résultat brut, la cicatrisation est à peu près terminée, la suppuration presque entièrement tarie; les mouvements, passifs, sont assez étendus, actifs, presque nuls; et il y a un commencement de reproduction.

Analysons. L'angle minimum de flexion est de 45°, celui maximum d'extension de 135°; ces mouvements passifs sont, on le voit, assez étendus déjà, surtout si l'on songe qu'on peut les imprimer au nouveau coude sans produire aucune douleur. Les mouvements actifs sont par contre bien faibles, et c'est à la flexion seule qu'on peut attribuer une certaine activité, se traduisant par un arc de 7 à 9 degrés qu'elle fait parcourir à l'avant-bras. Mais à cela quoi d'étonnant? Qu'on veuille bien se reporter à l'état des muscles avant l'opération, se rappeler que, condamnés au repos depuis deux ans par l'ankylose, et depuis près de deux ans auparavant, en partant du début de la lésion osseuse, ces muscles avaient subi à un haut degré les conséquences d'une aussi longue inaction, qu'ils étaient considérablement atrophiés, avaient perdu une grande partie de leur volume, et qu'on ne les sentait même plus se contracter. Mais le biceps commence déjà un peu à agir; le triceps suit, de loin, il est vrai, son exemple; et dans quelques mois, nul doute que les mouvements actifs n'aient repris une assez grande étendue et une certaine énergie.

Nous en dirons autant de la régénération osseuse. Le fait est trop récent pour être complet à cet égard. Malgré le peu de temps écoulé, il y a déjà un nouvel olécrâne, dur, facile à sentir, et le cubitus du côté opéré n'offre que 2 centimètres de différence avec celui du côté sain; à la partie inférieure de l'humérus, on sent deux renflements représentant l'épicondyle et l'épitrochlée, renflements qui n'ont pas encore du reste une dureté suffisante. En somme, si comme reproduction en longueur il n'y a pas grand'chose encore, il y a du moins la reproduction de la forme des extrémités osseuses destinées à s'articuler, il y a reproduction d'un olécrâne et de deux tubérosités latérales sur l'humérus, il y a ce qu'il faut pour reconstituer une articulation ginglymoïdale.

Du reste, il faut bien le dire, car nous n'avons pas ici l'intention de rien exagérer, à l'âge de Marie Pain, 34 ans, on ne doit pas compter sur un recouvrement bien notable de la longueur du membre, ce que l'on doit chercher, c'est la reproduction d'une articulation de même type, d'un ginglyme en un mot, et le ginglyme, nous l'avons.

Enfin ajoutons, et il est bon d'insister sur ce point, que l'on a laissé au-dessus et au-dessous de l'articulation des portions osseuses malades; on voit en effet dans l'observation qu'une fistule située à la partie moyenne du bras conduisait sur un os altéré, et qu'il en était de même d'une fistule située à la face antérieure de l'avant-bras, au-dessus du poignet; ces deux fistules ont actuellement cessé de suppurer, et sont à peu près cicatrisées.

Pour ce qui est de l'absence des mouvements de pronation et de supination, il ne faut pas oublier que, dès avant l'opération, les os de l'avant-bras étaient soudés ensemble.

Observation XII (M. Broca).

Tumeur blanche du coude chez une femme de 50 ans. — Résection sous-périostée. — Opération trop récente pour que les résultats soient complets actuellement. (Recueillie par M. Jolly, interne du service.)

Françoise Larget, 50 ans, couchée au n° 5 de la salle Sainte-Marthe, service de M. Broca, à l'hôpital Saint-Antoine, est entrée le 17 juillet 1866, pour une tumeur blanche du coude gauche datant d'environ trois mois.

A son entrée, elle accuse la douleur dans l'articulation et une impossibilité presque absolue des mouvements. Tous ces accidents, dit-elle, remontent à trois mois, et sont la suite d'un coup violent reçu sur le coude. A l'examen, gonflement de l'articulation; mais les extrémités articulaires ont conservé leurs rapports normaux ; rougeur et empâtement modérés de la région. Les mouvements communiqués, extrêmement douloureux, sont gênés et incomplets.

Les choses restèrent dans cet état pendant les mois de juillet et d'août. La malade accusant de violentes douleurs dans son membre ne put tolérer aucun appareil inamovible, pas même celui de Burgraeve. Des raies de feu faites sur l'articulation n'amenèrent aucune amélioration.

Vers la fin du mois d'août, il se forma un abcès qui vint bientôt faire saillie sous la peau, et qu'en l'absence de M. Broca, M. Jolly incisa dans les premiers jours de septembre ; il s'écoula une grande quantité d'un pus sanieux et fétide, et en introduisant un stylet on parvint sur les surfaces osseuses dénudées, en même temps que les mouvements imprimés à l'articulation donnaient la sensation caractéristique de la crépitation osseuse. Les douleurs, d'abord calmées, redevinrent bientôt très-violentes. La malade s'affaiblissait rapidement, l'état général devenait mauvais. Aussi M. Broca proposa-t-il la résection ; celle-ci fut acceptée par la malade, et le 4 octobre l'opération fut pratiquée.

Opération le 4 octobre. Après avoir endormi la malade par le chloroforme, M. Broca fait une incision longitudinale de 10 centimètres environ à la partie externe de l'articulation. Il arrive ainsi sur les surfaces osseuses qu'il veut réséquer ; il détache avec le plus grand soin tout le périoste, épaissi d'ailleurs, et le laisse adhérent aux parties molles périphériques. Puis il résèque les extrémités articulaires du cubitus, du radius et de l'humérus. L'opération a été faite en vingt minutes, et semble plus facile que la résection ordinaire. On n'a pas en effet à se préoccuper du nerf cubital qui reste protégé par la gaîne que lui fournit le périoste, et celui-ci épaissi se laisse facilement séparer des os.

L'opération faite, on place le membre dans l'extension dans une gouttière, et l'on fait le pansement simple : cérat et charpie.

Les portions d'os enlevées sont complétement cariées, et recouvertes partout de végétations osseuses qui leur ont fait perdre leurs formes normales. Mesurées elles ont : 3 centimètres pour le cubitus, 5 centimètres pour l'humérus ; du radius on n'a enlevé que la tête.

Pendant soixante heures, la malade vomit tout ce qu'elle prend, elle a même des vomissements bilieux. Ces accidents, qui paraissent devoir être rapportés à l'intoxication chloroformique, se dissipent, et bientôt la plaie marche rapidement vers la guérison. On laisse le membre opéré dans la gouttière qui, mise en extension les premiers jours; est bientôt fléchie à 130 degrés environ.

La cicatrisation se fit rapidement aux deux extrémités de l'incision, mais, au niveau de l'ancien foyer, il se forma un petit abcès qui décolla la peau dans une étendue notable et qui ne guérit qu'avec une extrême lenteur. La gouttière fut de plus en plus fléchie et bientôt portée à l'angle droit; ce qui permit à la malade de s'asseoir dans son lit et même de se lever vers la fin de novembre. Tout dès lors marcha bien, et nous n'aurons plus à signaler comme complication qu'une toux sèche, persistante, fatiguant beaucoup la malade, sans néanmoins que l'auscultation du poumon fasse constater rien de bien manifeste.

Le 15 décembre, toute l'incision est cicatrisée; il ne reste que deux petits trajets fistuleux conduisant dans le foyer articulaire et le faisant communiquer avec l'extérieur; ils contiennent deux tubes à drainage.

Le 21 décembre, on applique un appareil plâtré fléchi à angle droit et portant une fenêtre au niveau des plaies fistuleuses; cet appareil est du reste parfaitement supporté.

Nous avons pu, depuis le milieu de janvier, observer nous-même la malade, ce qui nous permet d'ajouter quelques détails nouveaux.

Vers le milieu de février 1867, l'appareil plâtré est enlevé; si l'on examine la malade avec soin, on constate l'état suivant :

La cicatrisation est complète, à l'exception de deux petites fistules, l'une à la partie supérieure de l'incision, l'autre à la partie postérieure du coude; ces deux fistules donnent une faible quantité de pus. La région, assez régulière comme forme, n'est nulle part douloureuse à la pression.

Les mouvements actifs sont nuls; mais les mouvements communiqués sont fort étendus. On peut, sans que la malade accuse aucune douleur, placer l'avant-bras dans l'extension complète sur le bras, puis le ramener à la flexion à angle droit, même la dépasser un peu. Quant aux mouvements de pronation et de supination, ils manquent, ou du moins l'opérée accuse une douleur assez vive quand on essaye de lui en imprimer. Les mouvements de la main et des doigts sont difficiles et bornés.

Pour ce qui est de la reproduction osseuse, elle est peu appréciable; tout ce que l'on peut dire, c'est que la mensuration comparative des deux membres supérieurs donne, de l'angle postérieur de l'acromion à l'apophyse styloïde du cubitus :

Pour le membre sain, 560 millimètres.
Pour le membre opéré, 515 —

On sent au niveau de l'olécrâne un renflement confus, d'une dureté fibreuse, sur lequel on peut appuyer fortement sans causer de douleur.

3 mars. On a replacé un bandage plâtré depuis une huitaine de jours; l'état est resté le même.

Ce fait soulève plusieurs remarques.

Et d'abord deux principales : l'opération est encore trop récente pour qu'on en puisse apprécier les résultats; l'âge de cette femme est trop avancé pour qu'on puisse s'attendre chez elle à une reproduction osseuse notable.

Ceci dit, nous ferons observer que « l'opération a été faite en vingt minutes, et a semblé plus facile que la résection ordinaire. » Ce sont là les termes de l'observation, et M. Broca nous a dit lui-même que, comme manuel opératoire, la méthode sous-périostée avait des avantages incontestables. Ainsi, l'opération n'a pas été longue, a été facile, a même paru plus facile que la résection simple; en tout cas elle a offert une sécurité complète au point de vue de l'intégrité du nerf cubital et des insertions musculaires.

Les résultats, disons-nous, ne peuvent être complets encore, il n'y a que cinq mois en effet que l'opération a été pratiquée, et chez une femme de 54 ans. Comme régénération osseuse, on ne doit pas compter sur une récupération notable en longueur. On a enlevé 8 centimètres, il y a actuellement une différence de 4 et demi, mettons 5; faut-il croire qu'il y en a 3 de regagnés, nous n'osons le penser. Il faut tenir compte de l'écartement existant probablement encore entre les extrémités osseuses. On sent bien, à la place de l'olécrâne, une masse fibreuse, assez dense, mais rien d'osseux pour le moment; au niveau de l'épicondyle, il semble bien y avoir aussi un renflement, mais moins marqué encore. En somme, comme reproduction osseuse, il n'y a encore rien d'évident; mais n'oublions pas le peu de temps écoulé et l'âge de la malade. Ce que l'on peut espérer, croyons-nous, c'est :

Une certaine solidité latérale : celle-ci est encore loin d'être complète, mais elle existe pourtant déjà à un certain degré.

Le retour des mouvements dans une assez grande étendue; passifs, ils parcourent actuellement un arc de 90 à 100 degrés.

Très-probablement le retour de l'extension active. Le triceps en effet, resté soudé au périoste cubital, a conservé ses insertions; et ce périoste épaissi, sinon ossifié encore, lui donnera un solide point d'attache, et lui permettra, quand ce muscle sera un peu revenu de son atrophie actuelle, de prendre une part active au mouvement d'extension.

En somme : opération faite sur une femme dont l'âge ne permet pas d'attendre une notable reproduction en longueur, mais seulement la reproduction d'une articulation du type ginglyme; et opération trop récente encore, pour que ce résultat soit déjà très-avancé.

On vient de voir, par l'examen détaillé de chacune de ces observations, quels ont été les résultats obtenus dans les cas de résections sous-capsulo-périostées du coude qu'il nous a été donné d'observer et de réunir. Si nous essayons maintenant de grouper ces faits et leurs conséquences, pour nous rendre un compte exact des résultats définitifs donnés par cette opération, il nous faudra tout d'abord établir une division basée sur l'âge des opérés.

Cela est en effet de la plus haute importance, et c'est un point qu'il ne faut jamais perdre de vue si l'on veut apprécier sainement ce que donne la résection du coude faite par la méthode que nous préconisons. Si le périoste est l'agent de la reproduction osseuse, son activité n'est pas la même à tous les âges; si l'on a le droit de fonder sur lui le plus grand espoir chez les enfants et les jeunes gens, il faut déjà se montrer un peu moins exigeant chez les adultes, et diminuer encore ses prétentions chez les sujets âgés. Ce que le périoste peut donner comme reproduction en longueur jusqu'à 30 ans environ, il ne faut plus l'attendre d'une manière absolue passé cet âge, et y compter d'autant moins qu'on s'éloigne davantage de cette limite. Si nous voyons chez les jeunes sujets, en même temps qu'il se reconstitue une articulation, les os regagner en longueur une très-grande partie de ce que leur avait fait perdre l'opération, on ne peut guère trouver, chez les sujets qui ont dépassé 30 ans, que le premier de ces deux résultats, la reproduction d'une articulation du type primitif. Nous exagérons même un peu ici; car on peut voir, par nos observations, que tous les opérés qui en font le sujet, quel qu'ait été leur âge, ont recouvré une certaine longueur du membre réséqué. Mais nous tenons à ne pas faire au nom de la gaîne capsulo-périostale des promesses qu'elle ne tiendrait pas toujours entièrement, et nous préférons rester peut-être un peu en deçà de la vérité que d'encourir le reproche de l'avoir dépassée.

Au point de vue de l'âge des malades, nos observations peuvent être divisées en deux groupes : un premier, comprenant les sujets qui n'ont pas atteint 30 ans ; un second, ceux qui ont atteint ou dépassé cet âge.

Premier groupe.

Il comprend :

1°	Jacques Lassard. . . .	13 ans.
2°	Jean-C. Miller.	13 »
3°	Baptiste Bain.	15 »
4°	Françoise Guillemot.	19 »
5°	Devaux.	25 »
6°	Françoise Marnu. . . .	28 »
7°	Ursule Castiglione. . .	29 »

De ces 7 opérés, 1 est mort, c'est le premier ; mais ce n'est pas sur le compte de la résection qu'il faut mettre la mort de Jacques Lassard. Nous avons vu qu'il avait quitté l'Hôtel-Dieu en bon état, et avait succombé à une scarlatine cinq mois environ après l'opération, au moment où les résultats de cette dernière étaient en excellente voie.

En somme, sept opérés, sept succès au point de vue de la survie ; pas de mort dans ce groupe, de mort qui soit la suite de la résection. Si nous passons maintenant au détail des résultats, nous trouvons :

1° Comme reproduction osseuse, une bonne partie de longueur d'os enlevée est regagnée. Le raccourcissement est considérablement atténué, dans un cas il est presque nul ; c'est celui de Miller, où le raccourcissement ne dépasse pas 1 centimètre, bien qu'on en ait enlevé 5 et demi. Chez J. Lassard, les deux humérus ne présentent que 15 millimètres de différence, bien qu'on en ait retranché 55, et les deux cubitus 1 centimètre, alors qu'on en avait enlevé 5. Dans le cas que l'on pourrait regarder comme le moins favorable à cet égard, celui de Devaux, il n'y a eu que 6 centimètres de raccourcissement après l'ablation de 11 ou 12.

2° Comme forme du coude et solidité latérale, on a chez tous ces sujets : reproduction de l'olécrâne, reproduction des tubérosités humérales, articulation solide dans le sens transversal.

3° Comme mouvements : flexion et extension assez étendues; extension toujours active. Pronation et supination.

Second groupe.

1° Antide Mermet. . . .	30 ans.	mort (infection putride).
2° Marie Pain.	34 »	
3° Étienne Bonnefond. .	36 »	
4° Jacques Bonnin. . . .	38 »	mort (infection purulente).
5° Genet Fouquet. . . .	39 »	
6° Françoise Larget. . .	50 »	
7° Françoise Pignard. .	58 »	mort (infection purulente).

Il comprend aussi 7 opérés, car il y a à ajouter deux faits suivis de mort, l'un au treizième, l'autre au quinzième jour, pour cause d'infection purulente :

Ainsi, dans ce second groupe, 3 morts, une par infection putride, deux par infection purulente; 4 succès au point de vue de la conservation de la vie. Chez ces quatre derniers, il y a :

1° Comme reproduction osseuse, des résultats moins beaux que dans le premier groupe; néanmoins ces quatre opérés, dont deux sont des faits encore trop récents pour être complétement appréciés, ont regagné une longueur notable : 2 ou 3 centimètres d'os.

2° Les résultats sont bons comme solidité latérale, grâce à la reproduction des saillies osseuses articulaires.

3° Mouvements antéro-postérieurs étendus ; extension active (il faut toujours en excepter Marie Pain et Françoise Larget, dont les opérations sont trop récentes).

Il est impossible, avec le petit nombre de faits que nous donnons, d'établir une proportion de mortalité : il faudrait pour cela un nombre d'observations considérable, et la résection sous-périostée du coude n'a pas encore été faite un nombre suffisant de fois.

Si nous avions voulu traiter ici la question entière de la résection du coude, nous aurions eu à apprécier la mortalité qui la suit, à la comparer à celle qu'entraîne après elle l'amputation du bras ; et nous aurions surtout voulu pouvoir comparer comme gravité la résection simple et la résection sous-périostée. Mais, nous le répétons, les faits ne sont pas assez nombreux encore.

Nous aurions aussi voulu pouvoir étudier à cet égard les résections sous-périostées du coude pour cause traumatique ; mais nous n'en avons pas encore observé. Tout ce que nous pouvons faire, c'est de rapporter les résultats que donne Neudorfer pour la seconde guerre du Schleswig. Il a été fait six résections du coude par la méthode sous-périostée, il y a eu six succès : pas d'ankylose, pas d'articulation branlante ; toutes les articulations réséquées permettent de libres mouvements, l'usage du membre opéré, et vont se perfectionnant de jour en jour (*Arch. für Klin. chir.*, 1864, 6e vol.). Lui et Lucke (*id.*, 1865, 7e vol.) ont constaté un certain degré de reproduction osseuse.

En somme, jusqu'ici, la résection du coude par la méthode sous-capsulo-périostée n'a pas donné de morts chez les sujets au-dessous de 30 ans, et n'a jamais eu pour résultat une ankylose.

CHAPITRE V.

ACCIDENTS ET COMPLICATIONS.

Nous venons de voir quelles sont les suites normales, quels sont les résultats définitifs de l'opération ; quelques mots maintenant sur les accidents et les complications qui peuvent survenir pendant l'opération, entraver ensuite la marche de la guérison, ou même plus tard, quand tout semble fini, compromettre jusqu'à un certain point les bons résultats obtenus. De là, dans l'étude à faire, trois divisions :

1° Accidents et complications de l'opération ;

2° De ses suites ;

3° Lésions de l'articulation nouvelle.

I.

Nous pourrions comprendre dans ce premier paragraphe le décollement du périoste à une trop grande hauteur sur l'humérus, et d'autre part le dépouillement incomplet de la gaîne capsulo-périostale ; mais nous avons déjà suffisamment insisté sur les précautions à prendre à cet égard dans la pratique des résections sous capsulo-périostées, pour n'avoir pas à y revenir ici.

Il reste deux choses : l'hémorrhagie, et la section du nerf cubital.

Hémorrhagie.

On sait que l'hémorrhagie est beaucoup moins à craindre, et toujours beaucoup moins abondante dans les résections que dans les amputations. Dans les résections en effet on n'intéresse jamais les gros troncs vasculaires, tout au plus peut-on sectionner quelques rameaux artériels articulaires. Cette innocuité, relativement à l'hémorrhagie que présente la résection, s'élève à son plus haut degré si l'on a recours à la méthode sous-capsulo-périostée; se tenant tout le temps entre le périoste et l'os, on ne peut léser aucun vaisseau, et, comme le dit M. Trélat, «on peut toucher le terme de l'opération sans avoir fait couler plus de quelques gouttes de sang. »

Il est cependant des cas où l'on a des hémorrhagies en nappe, pas très-abondantes du reste, fournies par les fongosités. Il faut alors réprimer cet écoulement sanguin par une légère cautérisation au fer rouge. Il est du reste d'une bonne pratique d'avoir recours à cette cautérisation légère des fongosités, toutes les fois que celles-ci sont en quantité un peu considérable, et alors même qu'elles ne donneraient pas lieu à une hémorrhagie notable; la cautérisation, soit avec le fer rouge, soit avec le nitrate d'argent, est dans ces cas un très-bon modificateur.

Section du nerf cubital.

Cet accident est un de ceux auxquels on a le plus cherché à parer en imaginant les divers procédés pour la résection du coude. Pourtant les pères de cette opération, les Moreau, ne s'inquiétaient que médiocrement de ce nerf, ne s'en inquiétaient même pas du tout, car ils le coupaient invariablement. Ils ont signalé du reste les effets produits par sa section : insensibilité perpétuelle du cinquième doigt, l'engourdissement momentané du quatrième, et l'amaigrissement du bord interne de la face postérieure de la main (Moreau, *Essai sur les résections*, p. 51). On y doit ajouter l'insensibilité et l'amaigrissement de l'éminence hypothénar. Ordinairement ces phénomènes persistent; mais, comme les muscles moteurs des doigts ne sont pas paralysés à la suite de cette section, ceux du moins qui viennent de l'avant-bras, les mouvements sont conservés, mais toutefois un peu affaiblis.

On a vu cependant des exemples, rares à la vérité, du rétablissement des fonctions du nerf cubital, et dans un cas l'autopsie permit de constater la réunion des deux extrémités du nerf par un tissu de nouvelle formation; ce cas est celui que relate Syme (*Treatise on the excision of diseased joints*, p. 91), et que nous avons eu déjà l'occasion de citer, au point de vue de l'anatomie de la pseudarthrose formée; la réunion était faite par un renflement large, oblong, ayant 1 pouce et demi de longueur et enveloppant les extrémités du nerf divisé; Syme en a donné la description, qui a été traduite dans les *Archives de médecine* (1832), et rapportée par M. Painetvin. Dans un cas de Roux, rapporté par M. Thore, les fonctions du nerf s'étaient parfaitement rétablies. Ce sont là, à notre connaissance, les seuls faits relatés jusqu'à ce jour.

Quelquefois les fonctions du nerf cubital se rétablissent, mais en partie seulement, et l'opéré présente dans la partie cubitale de la main une série de phénomènes assez persistants qui sont la conséquence de la section du nerf. Le fait suivant, dont nous ne donnons ici qu'un résumé, en est un exemple.

Sophie d'Errex, couturière, entre à l'Hôtel-Dieu de

Lyon pendant l'été de l'année 1859, salle Saint-Paul, service de M. Baumers. Arthrite chronique du coude, consécutive à une luxation non traitée onze ans auparavant; une série d'abcès se sont ouverts. La résection du coude est pratiquée par M. Baumers, le 28 avril 1860; le nerf cubital est coupé pendant l'opération.

La cicatrisation, entravée un moment par un érysipèle, est presque complète fin septembre, époque à laquelle la malade quitte l'Hôtel-Dieu. Elle y rentre deux mois plus tard, éprouvant un peu de douleur. Un an après l'opération, la cicatrisation est complète, mais la sensibilité n'est pas revenue dans les portions de la main innervées par le nerf cubital.

Rien de notable pendant cinq ans; le membre rendait de légers services : flexion complète et forte, extension *passive*, supination et pronation impossibles; la sensibilité est en grande partie revenue dans les deux derniers doigts; mais elle est pourtant encore moindre que celle des doigts voisins; de plus l'annulaire et l'auriculaire n'ont que des mouvements assez bornés, ils sont amaigris ainsi que l'éminence hypothénar.

En 1865, chute sur le coude, arthrite consécutive; la malade rentre à l'Hôtel-Dieu, salle Saint-Paul, service de M. Ollier. La sensibilité est à peu près complétement paralysée dans les deux derniers doigts qui sont *incurvés, contracturés*. Sort en 1866, guérie de son arthrite.

La malade est revue en février 1867. La flexion se fait avec énergie, l'extension est passive, la pronation et la supination toujours impossibles. Quant aux fonctions du nerf cubital, elles sont encore incomplétement rétablies; la sensibilité est faible au cinquième doigt et à la face interne du quatrième; elle est obtuse aussi sur la peau de l'éminence hypothénar. Les deux derniers doigts ne sont susceptibles que d'une flexion peu forte, quoique complète en étendue, et si l'on se fait serrer simultanément la main par les doigts du côté opéré, et ceux du côté sain, on sent pour la force une différence notable. De plus ces deux derniers doigts sont atrophiés légèrement ainsi que l'éminence hypothénar ; ils sont légèrement rétractés ; et la dernière phalange n'est plus susceptible de s'étendre complétement.

On voit donc que les fonctions du nerf cubital ne se sont rétablies qu'en partie, mais elles se sont réellement rétablies un peu, contrairement à ce qui arrive le plus souvent à la suite de la section du nerf. Il reste encore une diminution de la sensibilité, de l'atrophie, et de la rétraction des doigts ; il est probable que cette dernière tient à la paralysie des deux derniers interosseux.

Si l'on mesure au niveau du métacarpe la main du côté opéré, on lui trouve une circonférence de 15 centimètres, tandis que celle du côté sain en a 17 ; il y a là une différence de 2 centimètres, que l'on peut mettre sur le compte de l'atrophie de l'éminence hypothénar. Mais, d'un autre côté, l'avant-bras mesuré à sa partie moyenne donne 22 centimètres d'un côté, et 20 de l'autre ; et le bras au niveau de l'empreinte deltoïdienne, 23 centimètres de circonférence du côté opéré, 25 du côté sain. Il y a donc une atrophie générale du membre que l'on doit faire entrer en ligne de compte en même temps que l'atrophie particulière et bien marquée, bien visible du reste, de l'éminence hypothénar.

Quant au raccourcissement, il est de 7 centimètres.

On peut rapprocher de ce fait le fait suivant dans lequel la lésion nerveuse n'a pas été le fait de la résection, mais bien du traumatisme qui a nécessité la résection.

Garçon de 14 ans, contusion avec plaie pénétrante de l'articulation du coude; déchirure du nerf cubital. Résection; guérison. Le résultat au point de vue des mouvements est bon, la flexion du moins se fait bien, il n'est pas question de l'extension; la pronation et la supination ont lieu dans une faible mesure. Les mouvements du poignet et des doigts sont parfaits. Si l'on examine les ongles du côté opéré, on voit qu'à tous les doigts ils présentent une succession de rides transversales, en même temps qu'un arrêt de croissance notable; ils sont d'une fragilité extraordinaire, et les lunules ne sont plus distinctes (Canton, *Charing-cross hospital*, in *The Lancet*, 1855, vol. II, p. 324). M. Canton ajoute: « Le défaut de nutrition du membre a sans doute contribué à produire cet état des ongles; mais la déchirure du nerf cubital, et la lésion, par compression probablement, du nerf médian en ont été les principales causes. »

Bien que, dans ce cas, la lésion nerveuse soit indépendante de la résection et porte en même temps sur le médian, cette altération de nutrition des ongles nous a paru assez intéressante pour être relatée.

Sans être sectionné, le nerf cubital peut être pendant l'opération contus, froissé ou distendu, lésion légère amenant à sa suite des accidents passagers. On en a un exemple dans le sujet de notre 11e observation. La sensibilité, disparue d'abord, n'a pas tardé à reparaître au bout de quelques jours.

Nous avons dit déjà, et nous répétons encore, que la résection par la méthode sous-capsulo-périostée mettait à l'abri des craintes de blessure du nerf cubital. Il y a pourtant un cas qui fait exception, c'est celui d'ankylose, où l'on a à faire une incision au niveau du nerf. Pour peu alors que les altérations des parties molles soient considérables, les fongosités en quantité un peu grande, en cherchant le nerf au milieu de ces tissus par l'incision interne et le tirant en dehors avec un crochet mousse, on est exposé non pas à la sectionner, mais à lui faire subir soit une distension, soit même peut-être à couper un de ses filets. C'est sans doute ce qui est arrivé dans le cas de Marie Pain (obs. 11). En tout cas, cela n'a eu aucune espèce de gravité, ni de durée, la sensibilité étant complétement revenue au bout de douze à quinze jours.

II.

Les complications qui peuvent, en survenant plus tard, entraver la cicatrisation ou entraîner une terminaison funeste, sont au nombre de trois principales :

L'érysipèle, les abcès, l'infection purulente.

L'érysipèle est une des complications les plus fréquentes qu'il nous ait été permis d'observer sur les sujets opérés à l'Hôtel-Dieu de Lyon ; la majorité a eu à traverser un ou plusieurs érysipèles, entravant la marche de la guérison, arrêtant la cicatrisation, retardant la régénération osseuse, et prenant parfois une allure grave et une étendue considérable. De là une perte de temps plus ou moins grande pour la guérison.

Les abcès sont plus rares, du moins dans les faits dont nous avons été témoin ; il y en a eu un petit à la partie interne du coude chez Françoise Marnu (obs. 9). Le plus curieux est celui qui est survenu à l'aisselle chez Etienne Bonnefond (obs. 10); chez ce dernier, la suppuration de l'abcès a été longue, abondante, et a été par cela même une complication sérieuse; ajoutons que depuis quelque temps, bien que cet opéré n'ait jamais souffert de l'articulation de l'épaule, que l'abcès ouvert dans l'aisselle ait toujours été périarticulaire, qu'on ne lui ait jamais constaté de communication avec la jointure, celle-ci, soit inflammation légère par voisinage, soit roideur par immobilité prolongée, présente une absence à peu près complète de mouvements.

Quant à l'infection purulente, elle a fait plus d'une victime parmi les opérés de résection du coude. Nous avons rapporté (obs. 8) l'histoire d'Antide Mermet, mort au quarante-troisième jour, succombant à un érysipèle étendu et à une infection putride. Deux opérés de M. Ollier ont succombé à la pyohémie :

1° Jacques Bonnin, 38 ans, arthrite chronique suppurée du coude; résection pratiquée après deux frissons, ablation de 8 centimètres; mort de pyohémie le treizième jour (1865).

2° Françoise Pignard, 58 ans, arthrite suppurée du coude à la suite de manœuvres faites par un rhabilleur après une entorse ou luxation; résection dans l'étendue de 7 centimètres. Mort au quinzième jour d'infection purulente.

Cette complication est donc, comme on le voit, assez fréquente; mais le petit nombre de résections sous-périostés du coude faites jusqu'à ce jour ne permet pas d'établir une statistique à cet égard, et de rechercher si ce redoutable accident est aussi, plus ou moins, fréquent que dans la résection par la méthode ordinaire. On ne peut rien dire à cet égard.

III.

Pour ce qui est des lésions de l'articulation nouvelle, elles ne présentent pas à proprement parler un très-grand intérêt. Pourtant certaine d'entre elle, l'arthrite, s'accompagnant de l'ouverture d'une fistule qui laisse écouler soit un liquide séreux analogue à la synovie, soit un pus séreux présentant un mélange de liquide synovial, est intéressante en ce qu'elle démontre la réalité d'une véritable cavité articulaire. Des cas de ce genre ont été cités il y a longtemps déjà; M. Painetvin en rapporte plusieurs.

Nous rappellerons ici l'arthrite qui survint, près de deux ans après l'opération, chez Ursule Castiglione (obs. 3); celle qui est survenue récemment, mais celle-ci plus légère, chez Françoise Marnu (obs. 9).

Un autre accident intéressant est celui qui est arrivé à Baptiste Bain (obs. 4), fracture de l'extrémité inférieure de l'humérus portant sur l'os nouveau, fragment mobile de 15 millimètres de hauteur au niveau de l'épitrochlée de nouvelle formation. De là une immobilisation nouvelle rendue nécessaire, roideur plus grande consécutive et à la fracture et à l'immobilité; en somme, un temps d'arrêt assez considérable dans l'acheminement de l'opéré vers la guérison définitive.

CHAPITRE VI.

INDICATIONS ET CONTRE-INDICATIONS.

Ce chapitre, qui devrait être fort long si nous avions voulu traiter dans son entier développement la question de la résection du coude, sera par nous brièvement traité. N'ayant pris qu'un côté de la question, celui de l'application de la méthode sous-périostée à la résection de l'articulation huméro-cubitale, c'est dans ce sens seulement que nous avons à étudier les indications. Les indications et les contre-indications sont les mêmes, que l'on fasse la résection par la méthode ordinaire, ou qu'on la pratique en conservant la gaîne capsulo-périostique; ce qui change, ce sont les résultats. Il est pourtant deux points sur lesquels nous voudrions dire quelques mots :

L'étendue d'os à enlever,
L'opération dans les cas d'ankylose.

I. L'étendue d'os à enlever est évidemment indiquée par le niveau jusqu'où arrive l'altération osseuse; il faut enlever tout ce qui est malade. Or les os peuvent être affectés sur une hauteur assez considérable, soit du côté du bras, soit du côté de l'avant-bras. Peut-on impunément, quand on emploie la méthode ordinaire, dépasser certaines limites? Nous ne le pensons pas. Que l'on soit obligé de scier le radius au-dessous de la tubérosité bicipitale, et le cubitus au-dessous de l'insertion du brachial antérieur, la flexion sera singulièrement compromise. Il reste, dira-t-on, le long sup i nateur; c'est vrai, mais à lui seul il ne saurait tout faire, et pour peu que, du côté de l'humérus, la lésion remonte haut, et qu'on ne puisse plus laisser que très-peu des insertions de ce dernier muscle, la flexion active sera devenue à peu près impossible à recouvrer.

S'occupant de cette question dans son rapport, M. Trélat disait qu'il n'y a pas de limite anatomique dans laquelle on soit obligé de rester, sous peine de compromettre le résultat de l'opération. Nous sommes d'accord avec lui si l'on emploie une méthode qui conserve les insertions musculaires, comme celles que nous défendons; oh! alors en effet il n'y a pas de limite anatomique, et l'on peut retrancher à son aise une grande longueur d'os, et cela pour deux raisons: la gaîne périostéo-capsulaire reformera une certaine longueur d'os, et elle conservera à sa face externe les insertions musculaires dans leur ordre et leurs rapports normaux, en même temps qu'elle les rendra continues avec l'os reformé à sa face profonde. Que si au contraire on enlève périoste et capsule, que si l'on détruit les insertions musculaires, il y a alors une limite que l'on ne saurait franchir, sous peine de ne plus pouvoir compter sur le rétablissement des fonctions des muscles, sous peine de ne pouvoir espérer, comme résultat final, qu'un avant-bras pendant, flottant, parfaitement inutile, dénué de mouvements actifs, et beaucoup plus embarrassant qu'utile pour l'opéré.

Pour nous résumer, nous pensons qu'en employant la méthode sous-périostée on peut enlever une longueur d'os plus considérable, et que partant on peut avoir recours à la résection du coude, dans des cas où l'étendue des lésions osseuses y devrait faire renoncer, si l'on s'en tenait à la méthode ordinaire.

II. Il n'y a pas longtemps que l'ankylose est considérée, je ne dirai pas comme indiquant, mais comme autorisant la résection. Syme disait dans une leçon, en 1855 : « La résection du coude n'a été employée contre l'ankylose que longtemps après avoir été adoptée pour les autres lésions du coude; pour ma part, je l'ai bien pratiquée plus de cent fois avant de la faire pour la première fois, afin de remédier à une ankylose » (*The Lancet,* 1855, t. I, p. 231).

On peut dire qu'aujourd'hui cette indication est admise à peu près par tous les chirurgiens. Voici du reste le fait qui a décidé Syme à entrer dans cette voie : « J'avais été souvent tourmenté, dit-il, pour faire la résection dans des cas d'ankylose; mais je n'avais pas cru devoir intervenir alors pour la simple convenance du malade. Enfin vint chez moi un jeune homme des Hautes-Terres du Pertshire; il me montra ses deux membres supérieurs maintenus dans l'extension permanente; d'un côté, immobilité absolue, de l'autre, il restait une obscure mobilité dans le coude. Cette double ankylose avait pour cause, pour un bras une luxation du coude avec fracture, pour l'autre une luxation seulement. Il est impossible d'imaginer un désespoir plus grand que celui dans lequel était plongé ce jeune homme qui se voyait obligé d'avoir recours à des mains étrangères pour les choses les plus usuelles de la vie. L'intervention était nettement indiquée; je fis la résection d'un côté. J'obtins pour résultat un bras si parfait, qu'on ne pouvait le distinguer d'un bras sain, tant que l'opéré n'avait pas dépouillé sa manche. Encouragé par ce succès, j'ai depuis lors pratiqué, à plusieurs reprises, la résection du coude dans le cas d'ankylose. »

Dans son rapport, M. Trélat s'est montré favorable à l'opération dans ces cas; c'est, croyons-nous, une indication qui est d'autant plus nette que, par la résection sous-périostée, on a le moyen de reconstituer un coude de type normal, avec tous ses mouvements actifs. Le sujet de notre 11e observation avait une ankylose presque rectiligne, et cette femme est aujourd'hui en bonne voie pour arriver à posséder un coude, qui, comme solidité latérale et mobilité active antéro-postérieure, pourra lui rendre les plus grands services.

Nous pensons, pour notre part, qu'il y a indication d'opérer, de faire la résection, dans les cas d'ankylose rectiligne ou à peu près rectiligne du coude; on va donner alors une articulation mobile à un sujet pour lequel un bras dans l'extension est un embarras et une gêne. Mais quand on a affaire à une ankylose dans la demi-flexion, doit-on opérer? Là du moins l'indication n'est pas formelle; cela dépend du désir du sujet et du besoin plus ou moins grand qu'il a d'un coude mobile. Ce n'est alors que sur le désir formel du malade, et après l'avoir prévenu des chances qu'il peut courir, que le chirurgien doit intervenir; mais, dans ces limites, son intervention est légitime.

CHAPITRE VII.

CONCLUSIONS.

Nous avons rapporté et examiné avec soin les observations des résections sous-capsulo-périostées du coude qui se sont pratiquées en France depuis huit ans, depuis le mois de janvier 1859. On voit que de la première, celle de M. Verneuil, à la seconde (obs. 2, M. Ollier), quatre années se sont écoulées, quatre années pendant lesquelles l'opération qui nous occupe n'a pas été pratiquée en France. Pendant ce temps, le terrain se préparait pour ainsi dire. M. Ollier continuait la série de ses expériences commencées en 1858, et démontrait surabondamment, non-seulement la régénération des os par le périoste, mais la reproduction des articulations par la gaîne périostéo-capsulaire.

A partir de 1863, la résection du coude par la méthode nouvelle s'établissait définitivement à Lyon, et depuis cette époque, de novembre 1863 à septembre 1866, en moins de trois ans, elle y était pratiquée douze fois, et par quatre chirurgiens différents. Bien qu'elle n'y soit pas encore acceptée par tout le monde, nous n'hésitons pas à penser qu'elle y ait acquis désormais droit de cité.

A Paris, la méthode nouvelle rencontrait plus d'adversaires encore; et, si elle a été soutenue par MM. Broca et Verneuil, à la Société de chirurgie, le plus grand nombre de leurs collègues la rejettent encore.

En 1862, dans le rapport que nous avons déjà si souvent cité, M. Trélat disait : « Le périoste est la membrane nourricière et la principale source de régénération des os. On peut donc se proposer, en le ménageant, d'obtenir une sorte de reconstitution plus ou moins parfaite des saillies articulaires. Quels que soient les progrès de cette intéressante question envisagée en général, notre expérience est bien légère pour ce qui est en particulier de la résection du coude. L'avenir seul peut nous renseigner à cet égard. »

Il nous semble que depuis cette époque l'expérience a commencé et bien commencé, et que cet avenir sur lequel se reposait le rapporteur de la Société de chirurgie, a commencé ses révélations.

Pourtant en 1865, M. Painetvin écrivait encore, que les résections sous-capsulo-périostées doivent être susceptibles de bien peu d'applications en chirurgie. Nous espérons avoir démontré le contraire par les faits réunis dans ce travail.

Pendant que chez nous la résection du coude par la méthode sous-périostée reçoit un accueil si peu empressé, l'Allemagne admet et applique la conservation de la gaîne capsulo-périostique. Aujourd'hui la majorité des esprits y est entièrement favorable; depuis plusieurs années Langenbeck marche dans cette voie, et dès 1862 Hueter, son élève, écrivait : « On doit donner du poids à cette conservation (du périoste), parce que la technique de l'opération devient beaucoup plus simple, les blessures des parties molles impossibles, la ligature des artères articulaires non exigée le plus souvent; parce qu'enfin, d'un autre côté, ou a une formation nouvelle d'os bien plus étendue, et avec elle la formation bien plus complète d'une articulation nouvelle. J'ai souvent eu l'occasion de constater chez des réséqués la reproduction non douteuse de l'olécrâne. L'articulation nouvelle ne manque pas davantage de synovie; car dans la résection sous-périostée on conserve toujours d'assez grands lambeaux de membrane capsulaire. Dans quelques cas, j'ai vu l'ouverture au moment où elle allait se fermer, laissant couler de la synovie; et chez un jeune garçon que j'avais laissé guéri il y a quelques années, après une résection du coude, j'ai dû combattre l'hydropisie de sa nouvelle articulation. »

Nous avons vu que, dans la dernière guerre du Schleswig (1864), il avait été pratiqué six résections sous-périostées du coude et avec succès, ainsi que le rapportent Neudorfer et Lucke (*Arch. für Klin. chir.*, 1864 et 1865).

En somme, en Allemagne, la résection sous-capsulo-périostée de l'articulation du coude se pratique sur une grande échelle, ainsi qu'on peut s'en convaincre en parcourant les journaux allemands, et nous saisissons ici l'occasion de remercier notre collègue dans l'internat de Lyon, M. Pochoy, qui, grâce à sa connaissance de la langue allemande, nous a mis au courant de ce qui s'était fait sur ce sujet de l'autre côté du Rhin.

En Angleterre, on n'en est pas encore venu à la pratique, mais on a déjà maintes fois discuté la valeur de la conservation du périoste dans les résections articulaires en général et celle du coude en particulier. Nous ne reviendrons pas ici sur les travaux de Syme, qui, après avoir fait, dès 1841, des expériences probantes, n'a pas indiqué depuis s'il a cherché à obtenir les mêmes résultats chez l'homme.

Après avoir à peu près nié, dans une note, la possibilité d'exécuter la résection sous-capsulo-périostée du coude (*System of surgery*, t. III, p. 803), T. Holmes dit que, dans les cas de carie, le périoste se détache souvent avec facilité, qu'on peut alors le laisser, tout en enlevant l'os qu'il recouvrait, et qu'en agissant ainsi on a des chances d'avoir une reproduction osseuse considérable.

Butcher ne mentionne pas la conservation du périoste dans le long chapitre qu'il a consacré à la résection du coude (*Essays and reports on operative and conservative surgery*; Dublin, 1865). Les détails manquent sur les 315 résections du coude faites pendant la guerre d'Amérique.

Arrivé au terme de ce travail, nous croyons pouvoir en tirer les conclusions suivantes :

La méthode sous-capsulo-périostée appliquée à la résection du coude a sur la méthode ordinaire des avantages incontestables.

1° *Au point de vue opératoire*, elle constitue un véritable progrès; elle est d'une exécution facile et permet de ménager toutes les parties molles périphériques, surtout les insertions musculaires, qui sont plus ou moins intéressées dans la résection simple.

2° *Au point de vue des résultats*, elle a une grande supériorité, puisqu'elle fait obtenir la reproduction d'une articulation de même type que celle qu'on a enlevée, d'un ginglyme, en même temps qu'elle permet de regagner une bonne partie de la longueur d'os retranchée.

3° Ces résultats doivent être considérés chez les sujets qui n'ont pas franchi 30 ans, et chez ceux qui ont dépassé cet âge. Chez les premiers, le raccourcissement est faible, et l'on a à la fois : reproduction très-notable des os en longueur, et reproduction de l'articulation. Chez les seconds, on doit peu compter sur la reproduction en longueur, mais on a toujours la reconstitution d'un ginglyme.

4° Ce que l'on obtient dans tous les cas, à tous les âges, et que ne donne que très-exceptionnellement la résection simple, c'est :

Solidité latérale,
Extension active.

5° Les mouvements de pronation et de supination ont lieu toutes les fois qu'il n'y avait pas soudure des deux os de l'avant-bras avant l'opération.

6° Ces mouvements se produisent comme à l'état normal, c'est-à-dire qu'ils consistent dans une rotation du radius auteur du cubitus immobile, et non dans un mouvement d'ensemble des deux os de l'avant-bras.

FIN

TABLE DES MATIÈRES

A. Parent, imprimeur de la Faculté de Médecine, rue Mr-le-Prince, 31.

www.ingramcontent.com/pod-product-compliance
Ingram Content Group UK Ltd.
Pitfield, Milton Keynes, MK11 3LW, UK
UKHW020149220726
13923UKWH00001B/441